Medical Rehabilitation

編集企画にあたって………

　リハビリテーション医療で用いられる ICF（国際生活機能分類）は，「生きることの全体像」についての「共通言語」ともいわれているが，健康状態に「生活機能」とそれに影響する「背景因子」（「環境因子」，「個人因子」）が相互に関連した構造となっている．その「生活機能」や「背景因子」を診るうえで，生物学的な性差(sex)のみならず文化的社会的な性差(gender)の視点，言い方を変えればウィメンズヘルスという考え方は重要である．つまり，リハビリテーション医療において診断・評価し，そしてアプローチするときに，sex という女性の身体的な特徴や生殖機能に関する側面，また gender という社会における女性の位置づけという文化・社会的な側面を考慮することは必要不可欠である．

　そこで今回，「女性とウィメンズヘルスとリハビリテーション医療」という特集を企画し，女性，ウィメンズヘルスの視点からのリハビリテーション医療について，領域ごとにその対応における特徴や課題，展望などをまとめていただくことにした．そして，その執筆者としては，そのような視点で物事を考えておられる機会が多いであろう男女共同参画支援活動をされている方々にお願いしたいと考え，今回は公益社団法人日本リハビリテーション医学会男女共同参画委員会委員の 10 名の先生方にご依頼させていただいた．

　「ウィメンズヘルスと神経難病のリハビリテーション」について中馬孝容先生，「摂食嚥下障害とウィメンズヘルス」について小口和代先生，「ウィメンズヘルスと回復期・生活期のリハビリテーション」について浅野由美先生，「ウィメンズヘルスを考慮した痙縮治療」について大田哲生先生，「脊髄損傷者の女性特有の問題とリハビリテーション医療」について加藤真介先生，「女性の骨粗鬆症と肩こりに対するリハビリテーション」について金内ゆみ子先生，「運動・スポーツが女性の身体に与える影響」について黒木洋美先生，「高次脳機能障害とジェンダー」について蜂須賀明子先生，「女性切断者のジェンダーとリハビリテーション診療の特徴と課題」について藤原清香先生，「ウィメンズヘルスと急性期のリハビリテーション診療」について三上靖夫先生と，各先生方のご専門の領域における性差の話題についておまとめいただいた．

　そもそも，リハビリテーション医療は，個別性や個性を的確に把握し，画一的でない，その人に合った適切なものを提供するのが基本である．その個別性や個性として，女性やウィメンズヘルスケアの要素をどのように捉えていけば良いかを，今回，各先生方にはお示しいただいており，大変興味深い内容となっている．

　皆様の明日からの診療にお役立ていただければ幸いである．

2022 年 5 月
浅見豊子

JN046503

Key Words Index

Writers File

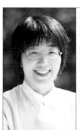

浅野由美
（あさの ゆみ）

2000年	千葉大学医学部医学科卒業
2003年	千葉県千葉リハビリテーションセンター
2004年	中伊豆リハビリテーションセンター
2005年	千葉大学医学部附属病院リハビリテーション部，医員
2008年	同，助教
2018年	千葉県千葉リハビリテーションセンターリハビリテーション科，部長

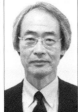

加藤真介
（かとう しんすけ）

1984年	徳島大学医学部医学科卒業
1988年	同大学大学院修了（学位取得）
1992〜93年	英国ミッドランド脊髄損傷センターで研修
2012年	徳島大学病院リハビリテーション部，教授／部長
2016年	同病院，副病院長（兼務）
2021年	徳島赤十字ひのみね総合療育センター，園長（現在に至る）

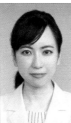

蜂須賀明子
（はちすか あきこ）

2007年	久留米大学医学部卒業国立病院機構九州医療センター，臨床研修医
2009年	産業医科大学リハビリテーション医学講座入局／同大学病院，専修医
2012年	同大学リハビリテーション医学講座，助教
2016年	カナダアルバータ大学留学
2017年	産業医科大学リハビリテーション医学講座，助教
2019年	同，学内講師

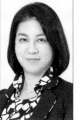

浅見豊子
（あさみ とよこ）

1984年	福岡大学医学部卒業佐賀医科大学整形外科入局
1988年	佐賀医科大学大学院修了
1994年	米国Christine M. Kleinert Inst. for Hand and Micro Surgery留学
2002年	佐賀大学医学部附属病院リハビリテーション科，科長（現在に至る）
2004年	同科（先進総合機能回復センター），准教授（現在に至る）
2007年	同病院リハビリテーション科，診療教授（現在に至る）
2008年	同病院リハビリテーション部，部長
2010年	同病院先進総合機能回復センター，センター長（〜2018年，2020年〜現在に至る）

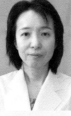

金内ゆみ子
（かなうち ゆみこ）

1990年	山形大学卒業同大学整形外科入局
1999年	同，助手
2000〜01年	Loyola大学Chicago留学
2011年	山形県立河北病院整形外科，科長
2013年	同病院診療部，副部長
2020年	山形市立病院済生館リハビリテーション科，科長

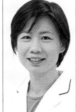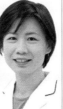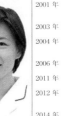

藤原清香
（ふじわら さやか）

2001年	浜松医科大学医学部卒業／東京大学医学部附属病院
2003年	国立国際医療研究センター
2004年	国立障害者リハビリテーションセンター病院
2006年	東京大学大学院医学系研究科博士課程修了
2011年	心身障害児総合医療療育センター
2012年	Holland Bloorview Kids Rehabilitation Hospital, Canada留学
2014年	東京大学医学部附属病院リハビリテーション科，助教
2018年	同，講師

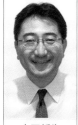

大田哲生
（おおた てつお）

1989年	慶應義塾大学卒業同大学リハビリテーション医学教室入局
1999年	米国ペンシルベニア州立大学運動学教室留学
2003年	慶應義塾大学月が瀬リハビリテーションセンター，専任講師
2008年	同，准教授
2011年	旭川医科大学病院リハビリテーション科，教授

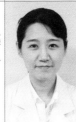

黒木洋美
（くろき ひろみ）

1991年	琉球大学医学部卒業沖縄県立中部病院内科コース専攻研修
1995年	鹿児島大学医学部リハビリテーション科入局同大学附属病院霧島リハビリテーションセンター
2003年	琉球大学大学院医学研究科（博士）
2004年	麻生飯塚病院リハビリテーション科，部長
2015年	宮崎大学整形外科入局，講師宮崎市立田野病院・コミュニティ・メディカルセンター，講師
2020年	大分中村病院リハビリテーション科，統括部長

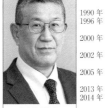

三上靖夫
（みかみ やすお）

1985年	徳島大学卒業京都府立医科大学整形外科入局
1990年	大津市民病院整形外科
1996年	国立鯖江病院整形外科，医長
2000年	みどりヶ丘病院整形外科，部長
2002年	京都府立医科大学整形外科，助手
2005年	同大学大学院運動器機能再生外科学，講師
2013年	同，准教授
2014年	同大学大学院リハビリテーション医学，教授

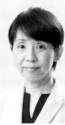

小口和代
（おぐち かずよ）

1991年	名古屋大学卒業佐久総合病院内科
1994年	渥美病院内科
1996年	藤田保健衛生大学リハビリテーション医学講座，助手
2000年	刈谷豊田総合病院リハビリテーション科
2002年	同，医長
2005年	同，部長

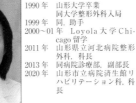

中馬孝容
（ちゅうま たかよ）

1990年	奈良県立医科大学卒業同大学神経内科入局
1991年	奈良県心身障害者リハビリテーションセンター神経内科
1993年	奈良県立医科大学神経内科
1995年	北海道大学リハビリテーション科
1996年	同，助手
2008年	滋賀県立成人病センター（現：滋賀県立総合病院）リハビリテーション科，副部長
2009年	同，部長

Contents

女性とウィメンズヘルスと リハビリテーション医療

編集企画／佐賀大学医学部附属病院診療教授　浅見豊子

Monthly Book

MEDICAL REHABILITATION No. 275/2022.6 目次

編集主幹／宮野佐年　水間正澄

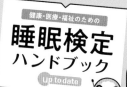

健康・医療・福祉のための

睡眠検定ハンドブック

up to date

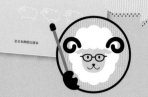

第 1 版発行から 9 年
大好評につき
約 2 倍のボリュームで
up to date 版として
パワーアップ！

監 修　日本睡眠教育機構

編 著　宮崎総一郎　（日本睡眠教育機構理事長中部大学生命健康科学研究所特任教授）
　　　　林　光緒　　（広島大学大学院人間社会科学研究科教授）
　　　　田中秀樹　　（広島国際大学健康科学部心理学科教授）

2022 年 5 月発行　B5 判 398 頁　定価 4,950 円（4,500 円＋税）

睡眠研究の進歩による最新の知見や専門家ならでは
のコラムも幅広く紹介しています！
睡眠に関心をお持ちの方や医療・福祉現場に携わっ
ておられる方、睡眠について知りたいすべての方々
に、今こそご一読いただきたい必携の一冊です。

「睡眠検定」受験に向けて学習しやすい構成！

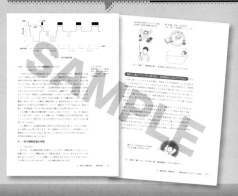

CONTENTS

詳しくはこちら

全日本病院出版会　〒113-0033　東京都文京区本郷 3-16-4　Tel：03-5689-5989
www.zenniti.com　Fax：03-5689-8030

MB Med Reha **No.275** : 1-3, 2022

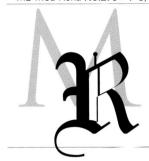

特集／女性とウィメンズヘルスとリハビリテーション医療

女性とウィメンズヘルスとリハビリテーション医療

浅見豊子*

Abstract　生物学的性差(sex)のみならず文化的社会的な性差(gender)の視点，言い方を変えればウィメンズヘルスという考え方は重要である．これは，健康を考えるうえでsexという女性の身体的な特徴や生殖機能に関する側面や，genderという社会における女性の位置づけという文化・社会的な側面を考慮することである．リハビリテーション医療で用いられるICF(International Classification of Functioning, Disability and Health)は，「健康状態」に「生活機能」とそれに影響する「背景因子」(「環境因子」，「個人因子」)が相互に関連した構造になっており，「生活機能」や「背景因子」を診るうえで，sexやgender，ウィメンズヘルスという考え方は必要不可欠である．しかし，より良いウィメンズヘルスを行うためには，リハビリテーション医療専門職種へのウィメンズヘルス教育の充実が必要である．

Key words　生物学的性差(sex)，文化的社会的な性差(gender)，女性医学(women's medicine)，ウィメンズヘルス(women's health)，性差医療(gender specific medicine)，リハビリテーション医療(rehabilitation medicine)

はじめに

　近年，「女性医学」あるいは「ウィメンズヘルス」，「性差医療」というものへの関心が高まっている．

　産婦人科において従来からある3本柱は「周産期」，「腫瘍」，「不妊」であるが，それに加えて，「女性医学」は第4の分野として，日本女性医学学会が創立された2011年頃より加速して発展してきた．「女性医学」は，思春期医療や更年期医療をはじめとし，骨盤臓器脱治療，女性心身医学，女性内科，女性スポーツ医学を含む分野であり，日本産科婦人科学会の定義では，「産婦人科の専門領域の1つで，QOLの維持・向上のために，女性に特有の心身にまつわる疾患を主として予防医学の観点から取り扱うことを目的とする」とされている[1)2)]．

　一方，「性差医療」というのは，国際的な歴史としては，1950年代の米国に遡るとされ，男性と女性では罹患しやすい疾患が違い，同じ疾患でも病状が異なることがあり，そのような性差に配慮した医療ということになる[3)]．日本でも近年になって性差や性ホルモンに関する研究が進み，これらの流れを受けて2001年に我が国初の「女性外来」が創設された[4)]．

　さらに「ウィメンズヘルス」という言葉に着目すると，海外では専門職に対する「ウィメンズヘルス」の教育のために，1980年代に米国やオーストラリアの一部の医科大学で講座が立ち上がり，医学教育のなかに取り入れられた．また，看護学，助産学や欧米の医科大学でも「ウィメンズヘルス」の教育について検討されはじめた．しかし，日本においては，いまだに医学教育として「ウィメンズヘルス」の教育が行われているところは少ない[5)]．

---

* Toyoko ASAMI, 〒849-8501 佐賀県佐賀市鍋島5-1-1 佐賀大学医学附属病院リハビリテーション科，診療教授

世界ウィメンズヘルス指数は，ウィメンズヘルスのカンパニーであるホロジックが，調査・分析会社のギャラップとの協働で開発したものであり，女性の健康に関する課題を明らかにするための指標である．第1回大規模調査は世界116の国と地域で実施され，男女12万人以上が対象となった．聞き取り調査の内容は，「予防医療」「基本的ニーズ」「メンタルヘルス」「健康と安全に関する意見」「個人の健康」の5項目でまとめられ，指標スコアとグローバルランキングとして発表された．日本の指数は61（世界平均スコア：54）で，116か国中24位であった．詳細は，基本的ニーズは4位であったが，予防医療においては91位と低い結果であった．また，さらなる分析の結果，年齢や学歴，あるいは収入によって予防医療や個人が感じる不安や痛み，不調に大きな差があることがわかった[6]．

このように今，性の違いと医療における対応の違いに関する議論が盛んである．

そこで本稿では，女性とリハビリテーション医療について考えてみたい．

女性外来とは

女性患者は，女性特有の症状における悩みや家庭内にまで及ぶ問題を抱えており，心身ともに総合的に診てもらいたいというニーズがある．しかしながら，臓器別診療や効率重視の医療の弊害として，明確な診断がつかない患者に対してはどの診療科も対応が薄い．そして，患者の訴えを十分に聞く時間が取れないばかりか，診察する医師も男性が多いため女性特有の悩みをよく理解できないところがあり，話せる雰囲気でない環境もある．そのような女性患者の不満を解決するために設置されたのが女性外来であり，女性外来ではまず患者の話を傾聴し，患者の全体像を理解するところからはじまる．そして，その後は各疾患の専門外来へ振り分けをする場合と，そのまま専門の女性外来として対応する場合とがある．女性外来では，月経や妊娠，性感染症，貧血といった若い女性特有の問題，あるいは女性に多い膠原病やホルモン性疾患，中高年以降の更年期障害，骨粗鬆症などのほか，不眠，うつなどの精神疾患，子育

てや家庭内暴力などの環境問題などの様々なものが対象となる．

米国で1977年に妊娠の可能性のある女性を薬の研究に参加させないように通達が出された．理由は，サリドマイド事件や，DES（ジエチルスチルベストロール）という流産の防止薬を使用した女性が出産した女児に膣癌が発生したためであり，それ以降，女性は医学・薬学研究の面から除外されてしまうことになった[7]．そのため女性データが非常に少なくなり，その事実が表面化したのが1980年代中頃であった．つまり，それまでは，生殖器以外の病態，疾患については男性から得た知見をもって女性の診断，治療が行われてきたわけである．そのため，米国政府が次に行ったのが，女性における病気の診断，治療，予防法の向上を目指すように主導し，全米に数多くの女性に特化した女性のための大規模な医療センターを設立したことであった．そのような流れを受け，日本でも2001年に，鹿児島大学や千葉県立東金病院に「女性外来」が開設され，その後は全国に急速な拡がりをみせることになった．

ウィメンズヘルスとは

女性の病気は，広範囲な健康問題全体として捉えられるものであり，生物学的性差（sex）のみならず[8]，文化的社会的な性差（gender）の視点を持ったウィメンズヘルスという考え方が重要になる．これは，sexという女性の身体的な特徴や生殖機能に関する側面だけでなく，genderという社会における女性患者の位置づけという文化・社会的な側面を考慮することである[9]~[13]．リハビリテーション医療で用いられるICF（International Classification of Functioning, Disability and Health）は，「背景因子」の中の「個人因子」に含まれている性別，そして「生活機能」に分類される心身機能・構造と活動や社会参加の視点があり，つまりリハビリテーション医学・医療が追求しているものにほかならない．そして「個人因子」としては，女性という因子のほか，男性因子や高齢因子についても同様に考えられるべきであり[14][15]，家族，災害や放射能汚染などその他の母子健康に影

響する因子についても，「環境因子」の重要な因子
として検討すべきである．

　ウィメンズヘルスの在り方としては，若年期か
らの子宮がんや性病蔓延の予防，周産期女性の出
産後孤立無援状態からのうつ病の予防，高年期女
性の認知症の予防など，女性の生涯にわたる健康
向上にも目を向けなければならない．そして，そ
の際に sex のみならず gender を考慮した対応が
必要となる．この視点は非常に重要であり，特に
リハビリテーション医療専門職は，性差における
心理社会的要因をも見極める能力を持つことで，
包括的なリハビリテーションアプローチを円滑に
行うことができ，最終的には患者のニーズを満足
させるゴールへと導くことができると考える[16]．
しかし，現在はリハビリテーション医療職種に対
してのウィメンズヘルスの卒前卒後教育は十分と
はいえない．よって，この教育体制の整備は早急
に行わなければならない課題であると思われる．

おわりに

　ウィメンズヘルス，女性医学，性差医学は，近
年，拡がりをみせているものの，その視点を持っ
ての医療が施されているかどうかは疑問である．
リハビリテーション医療専門職においては，特に
この視点は重要であり，常にその視点を大切にし
ながら，リハビリテーション医学・医療にかか
わっていく必要があるであろう．

　そのためにも，今後，リハビリテーション医
学・医療領域におけるウィメンズヘルスに関する
教育がさらに整備されることを望んでいる．

文　献

1）一般社団法人 日本女性医学学会ホームページ，
　〔https://www.jmwh.jp/n-aisatu.html〕
2）日本女性医学学会(編)，女性医学ガイドブック更
　年期医療編 2019 年度版，第 2 版，2019.
3）Miller IN, Cronin-Golomb A：Gender differences
　in Parkinson's disease：clinical characteristics
　and cognition. *Mov Disord*, 25(16)：2695-2703,
　2010.
4）公益財団法人長寿科学振興財団：女性外来と性差
　医療．健康長寿ネット．〔https://www.tyojyu.
　or.jp/net/byouki/fujinkashikkan/joseigairai-sei
　sairyo.html〕
5）堀口　文：ジェンダーとウィメンズヘルス．ウィ
　メンズヘルス研究所，2016.
6）HOLOGIC：2020年版世界ウィメンズヘルス指数
　ランキング．国／地域別の，ウィメンズヘルスラ
　ンキング．〔https://hologic.womenshealthindex.
　com/ja/global-ranking?atr=false〕
7）公立大学法人 福島県立医科大学附属病院 性差
　医療センター：性差医療とは，〔https://www.
　fmu.ac.jp/byoin/06seisa/02about/index.html〕
8）東京都 全国頚髄損傷者連絡会：頚損解体新書
　2020—自分らしくあるために—，2021.
9）Yoshimura N, et al：Prevalence of knee osteoar-
　thritis, lumbar spondylosis, and osteororosis in
　Japanese men and women：the research on
　osteoarthritis/osteoporosis against disabilitu
　study. *J Bone Miner Metab*, 27：620-628, 2009.
10）松平　浩：働く女性のための包括的な肩こり・腰
　痛・転倒予防対策．日女性医会誌，28(3)：351-
　358，2021.
11）井川房夫，加藤庸子：性差医学・医療の進歩と臨
　床展開(Vol.3)脳卒中(脳梗塞，脳出血，くも膜下
　出血)の性差．医学の歩み，260：321-326，2017.
12）Davic-Smith F, et al：The impact of gender,
　level of amputation and diabetes on prosthetic
　fit rates following major lower extremity ampu-
　tation. *Prosthet Orthot Int*, 41(1)：19-25, 2017.
13）白濱栄樹ほか：高齢骨粗鬆症患者における胃食道
　逆流症の症状と脊柱矢状面アライメント．東日本
　整災誌，33：1-6，2021.
14）Seedat S, et al：Cross-national associations bet-
　ween gender and Mental disorders in the World
　Health Organization World mental Health Sur-
　veys. *Arch gen Psychiatry*, 66：785-795, 2009.
15）Slavich GM, Sacher J：Stress, sex hormones,
　inflammation, and major depressive disorder：
　Extending Social Signal Transduction Theory of
　Depression to account for sex differences in mood
　disorders. *Psichopharmacology(Berl)*, 236：3063-
　3079, 2019.
16）日本産婦人科学会／日本女性医学学会：女性アス
　リートのヘルスケアに関する管理指針，2018.

MB Med Reha **No.275**：**4-10**, 2022

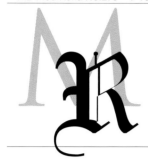

特集／女性とウィメンズヘルスとリハビリテーション医療

ウィメンズヘルスと神経難病の リハビリテーション

中馬孝容*

Abstract　神経難病は原因不明の進行疾患で，現時点においては有効な治療法の確立がなされていないことが多い．運動症状だけでなく，非運動症状も合併を認め，社会生活にも影響をきたす．神経難病のなかで最も多いパーキンソン病について男女差に着目し，いくつか文献的考察を述べると同時に，アンケート調査の結果をもとに，日常生活のなかでの生活スタイルからの影響，介護の視点での課題について簡単に述べる．また，圧倒的に女性に多い多発硬化症において，出産での注意点と最近報告されているリハビリテーション治療についても簡単に述べる．

Key words　パーキンソン病(Parkinson's disease)，男女差(gender difference)，多発硬化症(multiple sclerosis)，出産(childbirth)，就労(working)，リハビリテーション治療(rehabilitation treatment)

はじめに

　神経難病は原因不明の進行疾患であり，有効な治療法については確立されていない状況であることが多い．経過のなかでは，運動症状だけでなく，摂食嚥下障害，言語障害，呼吸機能障害，自律神経障害，認知機能低下，などの非運動症状も合併することは多く，患者のみならず介護者にとっても大きな負担を強いられる．日常生活に関する動作，ならびに家事や就労などの社会参加なども含め，他機関と連携をとりながら対応を検討することも多い．ここでは，神経難病のなかで最も多いパーキンソン病においてジェンダーに視点を当てながら解説し，次に，若い女性に発症することが多い多発性硬化症における出産などについて述べることにする．

パーキンソン病の症状の男女差について

　パーキンソン病の有病率は，本邦では人口10万人当たり100〜150人といわれている．また，罹患率は人口10万人当たり10〜15人と推定されている．本邦での男女比は1：1.8と，女性に多い傾向がある．症状は振戦，固縮，無動，姿勢反射障害の四大徴候が有名であるが，これらの運動症状以外に，自律神経障害，精神症状，疼痛，疲労などの非運動症状がある．進行とともに，前傾姿勢やすくみ足が出現し，転倒のリスクが増え，抗パーキンソン病薬の効果は，薬の効果が短くなるwearing-off現象や，内服した時間に関係なく症状が良くなったり悪くなったりするon-off現象がみられるようになる．発症時の年齢は50〜60歳代が多く，経過は20年以上にわたるため，加齢の影響を受ける．

　海外では，日本とは異なり，男性に多いとの報告が多く，症状が重く，進行のスピードも速い傾向があるとの報告が散見される．メリーランド大学，パーキンソン病・運動障害疾患センターに受診した2,000名のパーキンソン病患者において，

* Takayo CHUMA，〒524-8524　滋賀県守山市守山5-4-30　滋賀県立総合病院リハビリテーション科，部長

65％が男性で 35％が女性であったと報告されている．男性に多いということから，海外ではエストロゲンの影響についての研究の報告が散見される[1]．エストロゲンは神経保護作用があり，その作用で線条体のドパミン濃度を高めることができると考えられ，動物実験での報告や，ヒトへの試みもなされ，抗パーキンソン病薬の減量をはかる可能性について示唆されている．ただし，本邦の男女比は海外とは異なり，女性のほうに多い傾向を考えると，今後も臨床研究の報告を待つ必要がある．

また，発症から受診までの期間についての男女差について，最初に医療機関へ行くまでの期間には差はないものの，発症から運動障害疾患の専門家受診までの期間においては，女性のほうが長いとの報告がある[2]．この要因については，様々な背景があると推測され，今後さらにサンプルサイズを大きくしての検討が必要とされている．

症状に関する男女差では，男性のほうが固縮やRBD（rapid eye movement behavior disorder）が多く，女性ではジスキネジアやうつが多く，認知機能については，男性において，言語の流暢さや表情の認識の低下が多く，女性では，視覚空間認知で低下が多いと報告されている[3]．また，パーキンソン病におけるうつ症状の内容については，男性ではアパシーやリビドーの低下が多く，女性では無価値，いらいら，興奮性，喜びの喪失，自己嫌悪などの項目が多いとの報告がみられた[4]．経過とともに，認知機能低下や精神症状の合併を認め，個々の症状に合った適切な対応が必要となる．

経過のなかでの症状について，女性は男性と比較して，早期にジスキネジアを発症し，日常生活動作がゆるやかに進行し，認知機能障害の発症リスクが低いとの報告がみられた[5]．

また，パーキンソン病発症時において，男性は女性と比べ性機能，排尿機能，睡眠機能，認知機能が有意に悪化し，女性では，体温調節機能障害と不安な気分が有意に増加し，発症後最初の4年間で便秘が有意に上昇していたと報告があった．

これらより，自律神経症状などの非運動症状にも配慮しながら発症早期から治療が必要であるといえる[6]．

パーキンソン病の評価でよく用いる UPDRS（unified Parkinson's disease rating scale）の part Ⅲ（運動能力検査に関する部分）に関して，年齢および罹病期間をそろえた男女間においての比較では，男性のほうがより重症度が高く，また，PDQ-39（the 39-item Parkinson's disease questionnaire）では，男性のほうが ADL，認知，コミュニケーションでの QOL が低下していると報告されている[7]．

また，患者と介護者に対する PDQ-39 を用いた QOL についての検討では，女性患者は抑うつや痛みによる QOL の低下を訴え，女性介護者（患者は夫）では，男性介護者（患者は妻）の2倍，介護による疲労や健康被害を感じ，社会的な制約や時間的制約を感じていたとの報告があった[8]．別の介護に関する報告では，男性患者のほうが女性よりも介護者がいるケースが多く，一方で，女性患者のほうが男性患者よりも有償の介護者を利用する割合が早く，女性患者は介護資源が少ないとのことであった[9]．

以上，海外の報告ではあるが，症状の男女差について述べた．運動症状だけでなく，非運動症状についての報告，QOL，介護についての報告がみられ，罹病期間が長期にわたるため，多岐にわたった課題ならびに検討が必要となる．

パーキンソン病患者へのアンケート調査にて

筆者はかつて，平成 23（2011），24（2012）年度厚生労働科学研究補助金　難治性疾患克服研究事業「希少性難治性疾患患者に関する医療の向上及び患者支援のあり方に関する研究班（西澤班）」にて，パーキンソン病患者へのリハビリテーション実態調査についてまとめている[10][11]．当時は，介助の有無についてデータをまとめていたのだが，今回，男女差に視点を当て，改めて検討を行った．

平成 23，24 年度の2年間で，神経内科外来に通

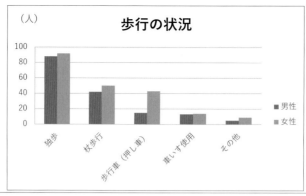

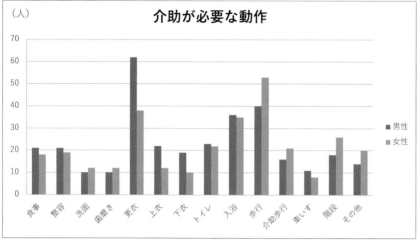

図 1. パーキンソン病患者アンケート調査1：歩行の状況および
介助が必要な動作について

院している患者へアンケートをわたして，協力してくれる場合は，同封の返信用封筒にアンケート用紙をいれてもらう形式にて調査を行った．その結果，この2年間において349名より返信があった．さらに，アンケート上において男女の確認ができた者は344名，うち男性153名，女性191名で，平均年齢は男性69.6±9.0歳，女性69.8±8.1歳，罹病期間は男性8.4±6.2年，女性7.3±5.2年であった．図1〜3にこの結果を示す．

介助が必要な状況であるかについての質問では男女差はみられなかったが，歩行状態において，女性では歩行車（押し車）を使用している者が多い傾向がみられた．また，介助が必要な場合，男性では更衣動作の介助が必要と回答した者が多く，女性においては歩行や階段など移動に関して介助が必要と回答した者が多い傾向であった（図1）．

普段困っていることについての質問では，女性のほうが，歩行時に歩行車が必要であること，転

倒，前傾姿勢，体幹の側方への傾き，疲労，疼痛の項目が多い傾向がみられた．また，転倒場所については，女性では台所においての転倒が居間と同様に多いようであった．1年間における転倒回数について6回以上と回答している者は女性で多く，さらに，転倒による打撲，骨折も多い傾向がみられた（図2）．転倒後の骨折の部位については明らかではないが，閉経後の女性においては，骨粗鬆症の合併が多いことを考慮すると，転倒予防対策は早期より検討を行い，環境調整は段差のある箇所だけでなく，普段活動を行っている居間や台所における動作や動線を確認のうえ，対策を講じる必要がある．

ふだんから運動や体操をしている者は男女ともに多く，運動やリハビリテーションの効果についても男女ともに実感している者が多かった．その内容について女性に多い項目は，柔軟性の向上，転倒回数の低下，日常動作がしやすくなったこと，

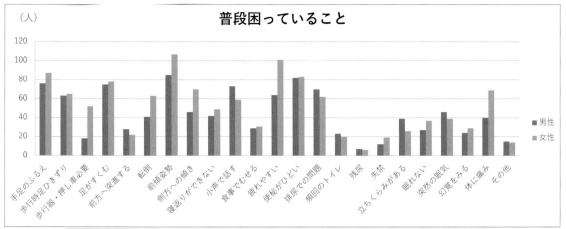

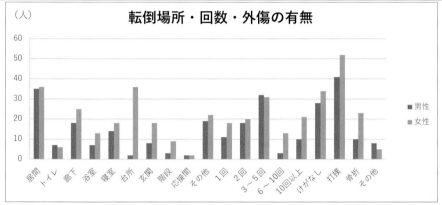

$\dfrac{a}{b}$

図 2. パーキンソン病患者へのアンケート調査 2：普段困っていること，転倒に関して

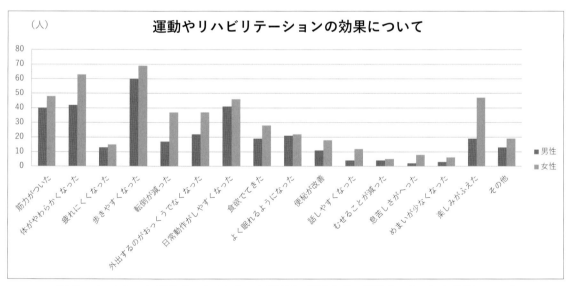

図 3. パーキンソン病患者へのアンケート調査 3：運動やリハビリテーションの効果について

さらに，楽しみが増えたことが挙げられる（図 3）．女性では，転倒回数が男性よりも多い傾向があったため，転倒回数の低下についての有効性を実感されており，運動やリハビリテーションの介入は重要と考える．男女において多少傾向は異なる面はあったが，両者ともにリハビリテーションや運動の効果を実感されていた．個々においての課題は異なっている可能性もあり，各課題に即した指

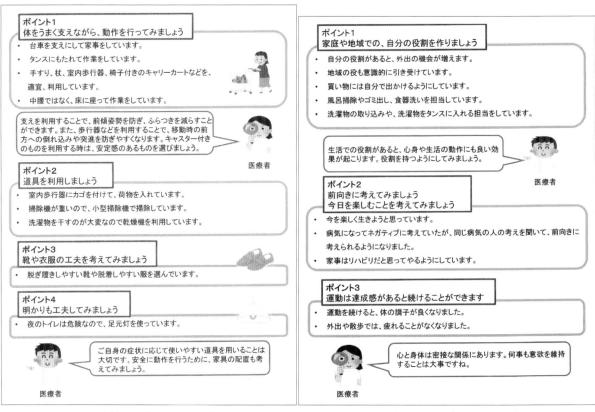

a．環境で工夫していること　　　　　　　　b．心理面で工夫していること

図 4．パーキンソン病患者さんにお聞きした日常生活での工夫

（滋賀県立リハビリテーションセンター HP より引用）

導内容を検討する必要はある．転倒後の骨折は，それをきっかけに臥床状態に陥る危険性は高く，環境整備や歩行補助具の検討は必要である．女性では歩行車を導入している傾向を認めた．転倒の危険性が高い者は，歩行車での外出により，買い物などが円滑に行え，家庭での役割を遂行しやすくなると考える．

　我々はかつて，平成 27（2015），28（2016）年度に外来通院中のパーキンソン病患者の交流会を開催し，テーマを決めて患者同士による検討を行い，その内容を「パーキンソン病患者さんにお聞きした日常生活での工夫」としてまとめている（滋賀県立リハビリテーションセンター HP よりダウンロード可能：https://www.pref.shiga.lg.jp/reha-bili/shien/103890.html）．**図 4** に「環境で工夫していること」，「心理面で工夫していること」に関して，交流会内で患者より発言のあったことについて示す．ここには，家事を行う際の工夫や自分の

役割を決めて生活をされていることがよく理解できる．神経変性疾患であり進行性疾患ではあるが，日常生活において様々な工夫を行うことで，充実した人生を送ることはできると考える．また，日常の作業や仕事の大半は前傾姿勢で行うことが多く，どの病期であっても，姿勢に着目し，特に，体幹（特に背筋）ならびに抗重力筋の筋力と柔軟性の維持，向上を目標とした運動の指導が必要となる．

　ここで，3 名の患者が，日々の暮らしのなかでヒントとなることについて記載した本を紹介したい．それは，「オン・オフのある暮らし　パーキンソン病をしなやかに生きる」（あとうだとしこ，おかだよしこ，きたむらともこ（著），アルタ出版）である．ここで改めて思うことは，患者の困りごとはそれぞれで，自分に合った工夫を各々行うと良いということである．機会があれば一読していただきたいと思う．

多発性硬化症におけるライフワークバランス

多発性硬化症（multiple sclerosis；MS）は，中枢神経細胞に時間的，空間的に多発性の脱髄を生じる疾患で，寛解と再発を繰り返す．本邦の有病率は人口10万人当たり8〜9人で，女性に多く，発症年齢は25歳前後といわれている．症状としては，視力障害（中心暗点），片側の感覚障害や運動障害，小脳失調，眼振，姿勢時振戦，記憶障害などの高次脳機能障害，疲労などがある．

本邦では，視神経炎と脊髄病変を呈する視神経脊髄型MSが多くみられ，その多くは視神経脊髄炎（neuromyelitis optica；NMO）と考えられている．女性に多く，発症年齢は35歳前後が多い．初発症状としては，視神経炎が多く，脊髄炎としては横断性障害で強いしびれや痛み，さらに，有痛性筋痙攣を認めることもある．

MSおよびNMOでの発症年齢は前述のように20〜30歳台と若く，妊娠や出産や就労などへの影響を認めている．MSの妊娠に関する22の論文において，13,144名の女性のメタ解析では，MSの再発率は妊娠中に有意に減少がみられたが，出産後に有意に増加していると報告されている．新生児死亡率や奇形率は特に高くはなく，帝王切開率や中絶率については地域における影響があるとのことであった[12]．日本の治療ガイドラインにおいて，MS発症と再発率は妊娠中低下するが，出産後3か月間は有意に再発率が増加し，妊娠はMSの進行や，日常生活の障害度に悪影響を及ぼさないと記載されている．また，インターフェロンβはMSの再発予防に使用されるが，妊娠の可能性がある場合や妊婦に対しては禁忌とされている．妊娠の準備のためにインターフェロンβを中止する場合には，再発予防について主治医と十分に検討し，患者および家族の理解は必須である[13]．MSおよびNMOは，再発予防のために前者ではインターフェロンβの投与を，後者では少量のステロイド投与を行うことが多く，薬剤の影響による注意すべきこと，および妊娠や社会生活における注意点など，患者と家族の十分な理解が求められる．

就労に関する文献では，189名のMS患者を対象として，職場での困難さについて，multiple sclerosis work difficulties questionnaire（MSWDQ）を用いて検討したものがある．それによると身体的困難だけでなく，認知的・心理的困難も，職場での成果と雇用に関する重要な予測因子であると報告されている[14]．運動症状だけでなく，高次脳機能障害の合併は経過とともに認めるが，自覚していないこともあり，適宜，評価および指導が必要となる．

リハビリテーション治療に関しては，150名のMS患者をマインドフルネストレーニング群と通常ケア群にランダムに分け，前者にてQOL，疲労，および抑うつに対する改善を認めたとの報告がある[15]．また，MS患者に対する運動療法の種類について検討され，テレビゲームを使用した運動（EXE），バランス（BAL），サイクリング（CYC），固有感覚神経筋促通（PNF），および標準ケアにおいて，BALとCYC，特にEXEは，MS患者（expanded disability status scaleスコア5〜6）の臨床症状および運動症状，QOLを改善すると報告されている[16]．MSのリハビリテーション治療について，前述のように選択の幅が増えてきている．また，社会生活を送るうえで注意すべきこととして，過労，ストレス，感染症により再発するリスクがあることも理解し，安定した社会生活が送れるよう，周囲のサポートが必要であることは言うまでもなく，就労において，リハビリテーション医療者の役割は重要である．

さいごに

各疾患により症状の特徴はあるが，日常生活，および社会生活において注意すべきこととして，パーキンソン病，多発性硬化症ともに易疲労性があることが挙げられる．個々に応じた生活スタイルを考え，また，社会参加を促すためには，周囲のサポート体制を構築し，環境整備を含めたリハビリテーション治療の積極的な介入は必要と考える．

文　献

1) Shulman LM：Gender differences in Parkinson's disease. *Gend Med*, 4(1)：8-18, 2007.

2) Saunders-Pullman R, et al：Diagnosis and referral delay in woman with Parkinson's disease. *Gend Med*, 8(3)：209-217, 2011.

3) Miller IN, Cronin-Golomb A：Gender differences in Parkinson's disease：clinical characteristics and cognition. *Mov Disord*, 25(16)：2695-2703, 2010.

4) Perrin AJ, et al：Gender differences in Parkinson's disease depression. *Parkinsonism Relat Disord*, 36：93-97, 2017.

5) Iwaki H, et al：Differences in the Presentation and Progression of Parkinson's Disease by Sex. *Mov Disord*, 36(1)：106-117, 2021.

6) Kurlawala Z, et al：Progression of Nonmotor Symptoms in Parkinson's Disease by Sex and Motor Laterality. *Parkinsons Dis*, 8898887, 2021.

7) Lubomski M, et al：Sex differences in Parkinson's disease. *J Clin Neurosci*, 21(9)：1503-1506, 2014.

8) Balash Y, et al：Quality of life in Parkinson's disease：A gender-specific perspective. *Acta Neurol Scand*, 140(1)：17-22, 2019.

9) Dahodwala N, et al：Sex disparities in access to caregiving in Parkinson disease. *Neurology*, 90(1)：e48-e54, 2018.

10) 中馬孝容ほか：パーキンソン病患者へのリハビリテーションの実態調査. 厚生労働科学研究補助金　難治性疾患克服研究事業　希少性難治性疾患患者に関する医療の向上及び患者支援のあり方に関する研究. 平成23年度　総括・分担研究報告書　平成24(2012)年3月，pp.146-148，2012.

11) 中馬孝容，小林庸子：滋賀県の理学療法士を対象としたパーキンソン病の理学療法に関するアンケート調査. 厚生労働科学研究補助金　難治性疾患克服研究事業　希少性難治性疾患患者に関する医療の向上及び患者支援のあり方に関する研究. 平成24年度　総括・分担研究報告書　平成25(2013)年3月，pp.134-136，2013.

12) Finkelsztejn A, et al：What can we really tell woman with multiple sclerosis regarding pregnancy? A systematic review and meta-analysis of the literature. *BJOG*, 118(7)：790-797, 2011.

13) 日本神経学会／日本神経免疫学会／日本神経治療学会(監修)：多発性硬化症治療ガイドライン2010，医学書院，2010.

14) Honan CA, et al：The multiple sclerosis work difficulties questionnaire. *Mult Scler*, 18(6)：871-880, 2012.
　　Summary　MS患者の職場での困難さについて調査し，認知や心理面での課題を指摘している.

15) Grossman P, et al：MS quality of life, depression, and fatigue improve after mindfulness training：a randomized trial. *Neurology*, 75(13)：1141-1149, 2010.

16) Tollár J, et al：Exercise Effects on Multiple Sclerosis Quality of Life and Clinical-Motor Symptoms. *Med Sci Sports Exerc*, 52(5)：1007-1014, 2020.

病院と在宅をつなぐ
脳神経内科の摂食嚥下障害
―病態理解と専門職の視点―

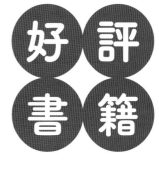

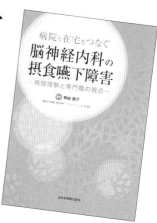

 編著 **野﨑 園子**

関西労災病院 神経内科・リハビリテーション科 部長

2018 年 10 月発行　B5 判　156 頁
定価 4,950 円（本体 4,500 円＋税）

「疾患ごとのわかりやすい病態解説＋13 の専門職の視点からの解説」
在宅医療における脳神経内科の患者の摂食嚥下障害への介入が丸わかり！さらに、Q&A
形式でより具体的な介入のコツとワザを解説しました。在宅医療に携わるすべての方に
お役立ていただける一冊です！

Contents

 全日本病院出版会　〒113-0033 東京都文京区本郷 3-16-4　Tel:03-5689-5989
www.zenniti.com　Fax:03-5689-8030

MB Med Reha No.275：12-18, 2022

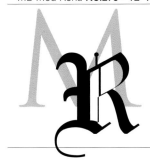

特集／女性とウィメンズヘルスとリハビリテーション医療

摂食嚥下障害とウィメンズヘルス

小口和代[*1]　八木友里[*2]　竹尾淳美[*3]
保田祥代[*4]　仲村我花奈[*5]

Abstract　女性の平均寿命と健康寿命との差は男性よりも3～4年長い．摂食嚥下障害は，今後急増する要介護超高齢者における主要な医学的リスクである．日本人の死因の6位でもある誤嚥性肺炎は，睡眠中の不顕性誤嚥が原因とされている．睡眠中は嚥下機能が低下するため，臥床時のポジショニングが必要である．女性に多い円背は頚椎前弯を増強し，食事中だけでなく睡眠中も誤嚥リスクを高める．さらに，呼吸機能だけでなく消化管機能にも影響し，胃食道逆流症との関連が指摘されている．脊柱アライメントを良好に保つことが誤嚥性肺炎発症リスクを低減する可能性がある．男性に比べて筋量が少なく，運動器疾患リスクが高い女性は，若年期から，姿勢保持のための体幹筋力維持と骨粗鬆症予防をヘルスケア習慣としたい．

Key words　摂食嚥下障害(dysphagia)，ウィメンズヘルス(women's health)，誤嚥性肺炎(aspiration pneumonia)，脊柱アライメント(spinal alignment)，胃食道逆流症(gastroesophageal reflux disease)

はじめに

2020年，日本人の平均寿命は男性81.64歳，女性87.74歳であった．国立社会保障・人口問題研究所の将来推計(平成29(2017)年)によると2050年には男性84.02歳，女性は90.40歳に達する．「人生100年時代」といわれているが，ウィメンズヘルスの観点からみた高齢期の課題として，平均寿命と健康寿命との差が男性8.8年に対し，女性12.4年と3～4年長いことが挙げられる[1]．予防医学による健康寿命の延伸とともに，要介護期においても最期までQOL(quality of life)を保つ医学的管理は不可欠である．

要介護状態の高齢者における主要な医学的リスクが，摂食嚥下障害であり誤嚥性肺炎である．リハビリテーション科の日常診療では，脳血管障害や神経疾患などの原因が明らかな病態に加え，機能的・構造的疾患の発症によるものではない要介護高齢者の摂食嚥下障害に数多く遭遇する[2]．まずは，介護保険における女性要介護者の状況を概観する．

要介護認定における性差

2019年度の要介護(要支援含む)認定者は669万人に達した(令和元(2019)年度介護保険事業状況報告)．**図1**に性別・年代別要介護(要支援除く)認

[*1] Kazuyo OGUCHI，〒448-0027 愛知県刈谷市住吉町5-15　刈谷豊田総合病院リハビリテーション科，部長／医師
[*2] Yuri YAGI，同，医師
[*3] Atsumi TAKEO，同，医師
[*4] Sachiyo HOTA，同，言語聴覚士
[*5] Wakana NAKAMURA，同，理学療法士

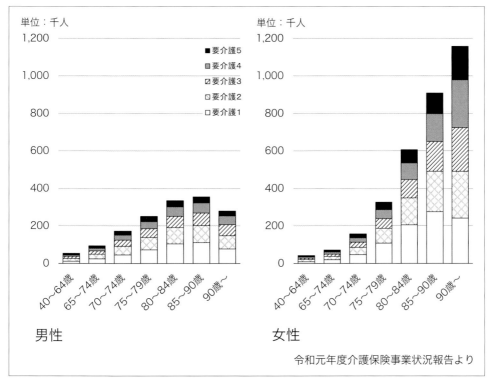

図 1. 性別・年代別要介護（要支援除く）認定者数

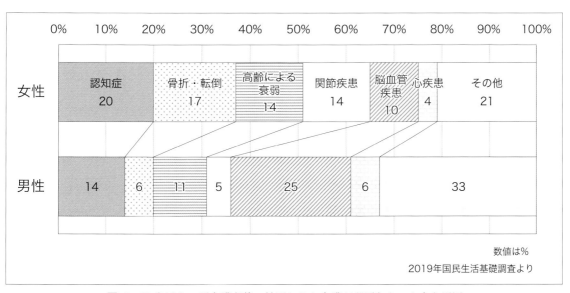

図 2. 65 歳以上の要介護者等の性別にみた介護が必要となった主な原因

定者数を示す．要介護者の男女比（概数）は全体で 1：2 で，74 歳までは男性が多いが，75 歳以上で女性が多くなり，90 歳以上では 1：4 になる．女性では加齢とともに増加し，かつ要介護度も上昇しており，特に 85 歳以降，要介護 4，5 が急増している．団塊の世代が 85 歳以上に達する 2035 年，特に女性で重度要介護者の増加が見込まれる．

要介護になる原因には性差がある．国民生活基礎調査（2019 年度）によると，上位は男性では① 脳血管疾患，② 認知症，③ 高齢による衰弱，④ 心疾患，女性では① 認知症，② 骨折・転倒，③ 高齢による衰弱，④ 関節疾患であり，女性は運動器系が多いのが特徴である（図 2）．ウィメンズヘルスにおいて運動器障害の予防の重要性はよく知

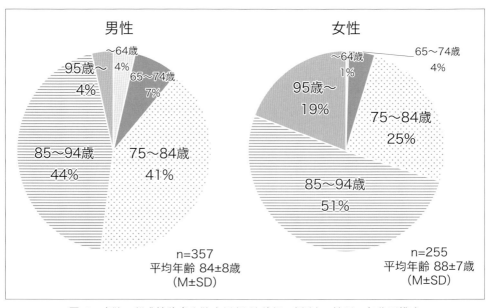

男性

~64歳 4%
95歳~ 4%
65~74歳 7%
85~94歳 44%
75~84歳 41%

n=357
平均年齢 84±8歳
(M±SD)

女性

~64歳 1%
65~74歳 4%
95歳~ 19%
75~84歳 25%
85~94歳 51%

n=255
平均年齢 88±7歳
(M±SD)

図 3. 当院の誤嚥性肺炎入院症例（入院前経口摂取）の性別・年代別構成

られており，妊娠中の腰痛から閉経期の骨粗鬆症対策，治療まで幅広く報告されている．一方，摂食嚥下障害については，喉頭位置の低下や肺炎の死亡率などから，男性においてよりリスクの高い障害と捉えられており，ウィメンズヘルスの観点から論じたものは文献を渉猟した範囲では見当たらなかった[3]．今後急増が見込まれる超高齢女性に着目し，遡って高齢期以前のウィメンズヘルスについて考察する．

誤嚥性肺炎と摂食嚥下機能

摂食嚥下障害は生命維持にかかわる障害である．誤嚥性肺炎は男女ともに日本人の死因第 6 位に位置する（令和 2（2022）年人口動態調査）．当院の誤嚥性肺炎入院（入院前経口摂取例）612 例（2019 年 7 月～2021 年 3 月）の性別・年代別構成を図 3，要介護度を図 4 に示す．85 歳以上が，男性では半数，女性では 2/3 に達し，95 歳以上で 2 割を占める．要介護度は男女とも要介護 4，5 で半数と，重度要介護者に多く発症していた．誤嚥性肺炎は活動能力が大きく低下した，人生の最終段階に発症しやすいことが窺える．

誤嚥性肺炎は，夜間睡眠中の不顕性誤嚥が主な原因といわれている．摂食嚥下機能は食物摂取だけでなく，気道防御においても重要な機能であ

る．また，覚醒中と睡眠中の嚥下は異なる．佐藤らは，終夜睡眠ポリグラフと，舌骨上筋群と，甲状舌骨筋の表面筋電図の同時記録を用い，睡眠中は嚥下回数が減少し低頻度となり，長時間（若年成人で最長平均 68.8 分）嚥下が行われないことを報告している[4]．このことから，睡眠中の咽頭・喉頭の唾液・分泌物の停滞および細菌増殖や，胃から逆流した酸の咽頭・喉頭・食道への停滞の可能性が示唆されるとしている．

高齢者の嚥下機能は，反射遅延や喉頭位置の低下，唾液分泌の減少など，加齢による機能低下と，歯牙欠損や脳神経疾患の合併，薬剤の副作用など様々な病態が複数併存する．加えて，毎日の睡眠中にはさらに嚥下回数が低下することに十分留意する必要がある．嚥下内視鏡検査や嚥下造影検査では評価できないため，睡眠中の機能を想定し対策する必要がある．就寝前の口腔・咽頭ケア，胃食道逆流防止のための体幹角度調整，呼吸状態によっては適時吸引を併用する．

臨床的には，脊柱変形が著しい患者，特に女性に多い円背のポジショニングに苦労することが少なくない．誤嚥性肺炎入院直後に適切なポジショニングが行われないと頸部伸展が強まり，さらに開口位で酸素マスクを使用していると口腔内乾燥も著しく，空嚥下が極めて困難な状況となる．ま

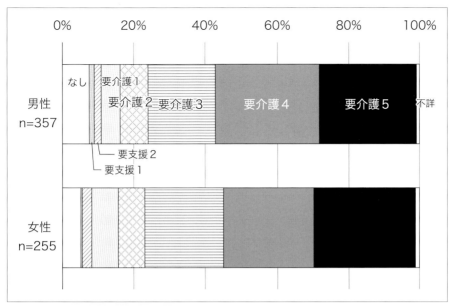

図 4. 当院の誤嚥性肺炎入院症例（入院前経口摂取）の性別要介護度

た，加齢とともに認知症が進行すると，摂食嚥下障害への対応は治療的練習（訓練）から，姿勢，食事介助法や環境調整へと重点がシフトする．特に日常生活での姿勢は摂食嚥下機能に大きな影響を与える．姿勢の評価には，頚椎だけでなく全脊柱のアライメントを考慮すべきである．次に脊柱アライメントが摂食嚥下に及ぼす影響について解説する．

脊柱アライメントと摂食嚥下機能

1．脊柱アライメントの性差

加齢により頚椎は前弯，胸椎は後弯が増強することが知られている．頚椎について，Yukawa らは1,200名の健常者で頚椎矢状面アライメントの年代別（20〜70歳代）・性別の基準値，第2頚椎〜第7頚椎角と屈曲・伸展 ROM（range of motion）を計測し，男女とも頚椎前弯は加齢とともに進行し，屈曲よりも伸展の ROM が低下することを報告している[5]．女性では頚椎中間位が伸展方向によりシフトしており，これは，男性よりも強い胸椎後弯を代償するためと考察されている．頚椎矢状面アライメントは，下位隣接脊椎である胸椎矢状面アライメントの影響を強く受けることが知られている[6]．つまり頚部のポジショニングには，頚部だけでなく，体幹を評価，調整することが必要である．

2．脊柱アライメント不良の影響

頚部伸展は誤嚥リスクが高まるため，適切なポジショニングになるよう枕や体幹へのクッション使用，介助者の位置，食事介助法などに配慮する．また，嚥下内視鏡検査ではファイバー挿入の苦痛で頚部伸展させやすいため注意する．愛護的な挿入とともに，検査中鼻腔を上に引っ張り上げないよう，ファイバー操作を工夫して頚部伸展を抑える．頚部の角度調整は様々な用語で表され，やや混乱がある．詳しくは日本摂食嚥下リハビリテーション学会による訓練法のまとめを参照されたい[7]．

また，脊柱後弯の増強（円背）は肺活量低下や胸部優位の呼吸パターンなど，呼吸機能に多くの悪影響を及ぼす[8)9)]．さらに呼吸機能以外にも，胃食道逆流症（gastroesophageal reflux disease；GERD）との関連が指摘されている．摂食嚥下の5期では，食道期に相当する病態である GERD は「胃内容物の逆流によって引き起こされる症状や合併症を起こした状態」と定義されている[10]．食道への逆流防止は下部食道括約筋（lower esophageal sphincter；LES）によって維持されており，LES 圧低下や食道裂孔ヘルニアが原因となる．

GERD の定型的症状は胸焼け，呑酸であり，食思不振の一因となる．先行期から咽頭期までは保たれているが，食思不振で十分量の栄養摂取がで

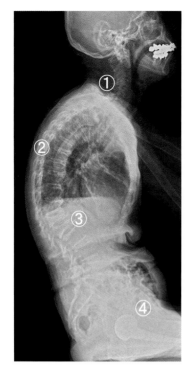

図 5.
円背高齢者の脊柱アライメント
背もたれなしの椅子座位. 前方の手すり
に両手でつかまり撮像した X 線側面像
　① 頚椎前弯増強
　② 胸椎後弯増強
　③ 腰椎圧迫骨折
　④ 大腿骨頚部骨折, 人工骨頭挿入術後

きない超高齢者は多く, 食道期をはじめとする消化管機能全般の評価が重要である. さらに GERD は肥満, 円背, カルシウム拮抗薬や亜硝酸塩などの LES 圧を低下させる薬剤が誘因となる. 今釜らは GERD 症状出現の危険因子として, 腰椎後弯, 脊柱矢状面アライメント不良, 1 日内服薬数, 背筋力の減少を同定し, 脊椎, 筋力との関連を指摘している[11]. さらに骨粗鬆症患者は GERD 症状と脊柱矢状面アライメント異常の有病率が高いという報告もある[12].

　頚椎から腰椎, 骨盤までのアライメントを良好に保つためには, 骨粗鬆症の予防や体幹機能の維持が欠かせない. 姿勢保持が摂食嚥下の食道期障害を予防し, 誤嚥性肺炎発症リスクを低減する可能性がある. 特に運動器疾患のリスクが高い女性においては, 若年期からヘルスケア習慣として, 正しい姿勢を意識した体幹筋力維持と円背につながる骨粗鬆症の予防が重要である.

3. 症例提示

　最後に, 要介護 2 の 89 歳女性について症例提示する. 85 歳時, 右大腿骨頚部骨折, 89 歳時, 腰痛のため徐々に活動量が低下し, トイレまで伝い歩きする以外はほぼ寝たきり状態となっていた. 転倒歴はなかったが腰椎圧迫骨折と診断され, 訪問リハビリテーションを開始した. 幸い 2 か月後には腰痛緩和し, キャスターつき歩行器歩行で日中離床して過ごせる状態となった. 長男と 2 人暮らしで, 買い物や通院などの送迎は長男が行うが, 日中は独居でヘルパーの家事援助を利用している症例である. 全脊柱側面 X 線(図5)と日常生活での姿勢(座位・臥位)(図6)を提示する.

　X 線では典型的な頚椎前弯, 胸椎後弯の増強を認める. 座位では円背で体幹を伸展保持できず, 腹腔を圧迫する姿勢になっている. 頚部伸展位ではあるが, コップで少しずつ, むせずに牛乳を飲むことができている. GERD の自覚症状はない. 本人用の寝具を用いて快適な臥床姿勢をとらせると, 座位よりもさらに頚部伸展位となっている.

　常に湿性嗄声で話し, 時々むせながらも常食を食べている. 摂食嚥下障害の臨床的重症度分類(dysphagia severity scale;DSS)は 4(機会誤嚥)と判断される. 歯科医院に定期通院して「8020(ハチマルニイマル)」を達成しており, 口腔ケアも十分できている. 臥位での頚部伸展, また, 自覚はないものの胃食道逆流の可能性もあわせると, 睡眠中の不顕性誤嚥による誤嚥性肺炎発症リスクは

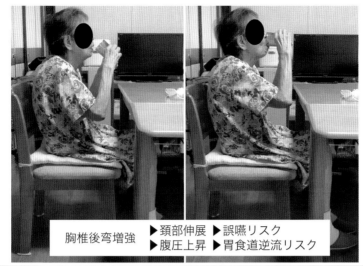

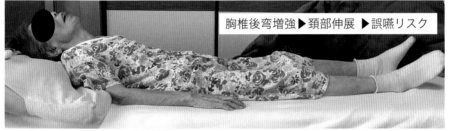

（本人の同意を得て提示）

図 6．円背高齢者の日常生活での姿勢
a：座位（コップ飲み動作）　　　b：臥位（就寝時）

高いと考えられるが，今のところ予防できている．

　超高齢者で摂食嚥下障害は出現しているが，栄養や口腔ケア，自発的な活動などが功を奏し経口摂取を継続できていると考えられる．このような症例では入院などで予防的要因が破綻すると，容易に障害悪化をきたし経口摂取が厳しくなる．入院時は丁寧に入院前の生活状況を聞き取り，可能な限り日常できていた活動を治療に取り入れる必要がある．

まとめ

　加齢に伴う姿勢変化が摂食嚥下機能に及ぼす影響について解説した．人生 100 年時代を見据え，若年期から良い姿勢を心がけ日常を過ごすことは，長期的には誤嚥性肺炎を回避した経口摂取の維持につながることが考えられる．男性に比べ筋量の少ない女性はより注意すべきであり，特に骨粗鬆症リスクが高まる更年期以降が重要である．ウィメンズヘルスにおいて，超高齢女性の機能障害に多数対応し，日常生活について医学的に指導できるリハビリテーション科の果たす役割は大きい．

文　献

1）厚生労働省：令和 2 年版厚生労働白書—令和時代の 社 会 保 障 と 働 き 方 を 考 え る（全 体 版），〔https://www.mhlw.go.jp/stf/wp/hakusyo/kousei/19/index.html〕(2021 年 10 月 11 日閲覧)
2）藤谷順子：教育講座　高齢者の嚥下障害．*Jpn J Rehabil Med*，**55**(3)：234-241，2018．
3）小口和代：特集 リハビリテーション医療におけるジェンダーの視点 6摂食嚥下障害．*Jpn J Rehabil Med*，**54**(5)：358-361，2017．
4）佐藤公則ほか：総説　睡眠中の嚥下・呼吸・誤嚥．嚥下医学，**5**(1)：57-67，2016．
　Summary 夜間睡眠中の嚥下と，嚥下に関連した呼吸，誤嚥に関する概説．病態についてわかりやすい図で解説されている．
5）Yukawa Y, et al：Age-related changes in osseous anatomy, alignment, and range of motion of

the cervical spine. Part Ⅰ：Radiographic data from over 1,200 asymptomatic subjects. *Eur Spine J,* **21**(8)：1492-1498, 2012.

6）鈴木秀和ほか：日本人のアライメントの正常値　頚椎. 脊椎脊髄, **30**(4)：265-269, 2017.
　　Summary　頚椎矢状面アライメントの評価には, 姿勢と全脊椎矢状面アライメントの影響を検討する必要がある.

7）日本摂食嚥下リハビリテーション学会医療検討委員会：訓練法のまとめ(2014版). 日摂食嚥下リハ会誌, **18**：55-89, 2014.

8）寺本信嗣ほか：脊柱後彎が呼吸機能の加齢変化におよぼす影響. 日老医誌, **35**(1)：23-27, 1998.

　　Summary　脊柱後弯の進行が加齢による呼吸機能低下を一層悪化させる可能性がある.

9）伊藤弥生ほか：円背姿勢高齢者の呼吸機能及び呼吸パターンの検討. 理療科, **22**：353-358, 2007.

10）日本消化器病学会(編)：胃食道逆流症(GERD)診療ガイドライン 2021 第3版, 南江堂, 2021.

11）今釜史郎ほか：胃食道逆流症(GERD)と脊柱後弯症, 背筋力の関連. *Bone Joint Nerve,* **5**(2)：273-278, 2015.

12）白澤栄樹ほか：高齢骨粗鬆症患者における胃食道逆流症の症状と脊柱矢状面アライメント. 東日整災外会誌, **33**：1-6, 2021.

MB Med Reha No.275：19-24, 2022

特集／女性とウィメンズヘルスとリハビリテーション医療

ウィメンズヘルスと回復期・生活期のリハビリテーション

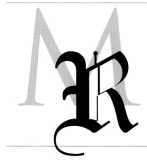

浅野由美*

Abstract　リハビリテーション医療における回復期とは，リハビリテーション治療が最も効果的に展開され，機能回復や活動の賦活化が最大限に期待できる時期である．また，回復期で向上した機能や活動を長期にわたり維持するとともに，実生活でさらなる向上を目指していくことを期待されるのが生活期である．ここでは，回復期・生活期のリハビリテーションにおける女性患者ならではの特徴を，回復期リハビリテーションの主な対象疾患である大腿骨近位部骨折，脊椎圧迫骨折，脳梗塞についての実際の症例を交えながら，生物学的な性差(sex)のみならず，文化的社会的な性差(gender)の視点にも着目し述べていきたい．

Key words　回復期リハビリテーション(recovery rehabilitation)，生活期リハビリテーション(life-long rehabilitation)，生物学的性差(sex)，社会的性差(gender)

回復期・生活期のリハビリテーションとは

リハビリテーション医療における回復期とは，リハビリテーション治療が最も効果的に展開され，機能回復や活動の賦活化が最大限に期待できる時期である．また，生活期は，回復期で得られた活動レベルを長期にわたり維持するとともに，実生活のなかでさらなる向上を目指していくことが期待される時期である．疾患や障害により回復期や生活期の位置づけは異なるが，本稿では，回復期リハビリテーション病棟への入院対象となる疾患・障害群を中心に，回復期から生活期における女性患者ならではの問題に焦点を当ててみていきたい．

回復期リハビリテーション病棟への入院対象となる疾患群では，受傷や発病によって急激にADLが低下する．予期せぬ出来事に，患者の心理的ショックは大きく，これまで自身が果たしていた役割を果たせなくなったことで自尊心が低下

し，大きな喪失感を抱いていることも多い．そのような状況で，その人らしさを尊重し，それぞれの人生を支援していくことは，患者の性別にかかわらず，リハビリテーション医療の根幹である．しかし，患者が女性である場合，女性であるがゆえに生じる問題もあり，生物学的な性差のみならず，社会的な性差にも着目し，適切に対応していくことが求められる．

回復期・生活期リハビリテーションにおける性差

2020年に実施された回復期リハビリテーション病棟協会の調査[1]では，回復期病棟の入院患者の男女比は，女性57.4%，男性42.6%で，女性の比率が14.8ポイント高かった．疾患別にみると，整形外科系疾患では女性72.9%，男性27.1%と女性の割合が高く，脳血管系疾患では女性42.8%，男性57.5%と男性の割合が高い．これは，各々の疾患群における男女比を反映したものと考えられる．入院患者の年齢構成は，85歳以上30.9%，75

*　Yumi ASANO，〒266-0005　千葉県千葉市緑区誉田町1-45-2　千葉県千葉リハビリテーションセンターリハビリテーション科，部長

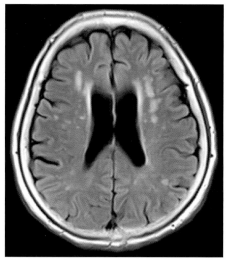

図 1. 大腿骨頚部骨折患者に認めた脳の
虚血性変化(MRI, T2, FLAIR)

歳以上 85 歳未満 34.5%，65 歳以上 75 歳未満
19.7%，45 歳以上 65 歳未満 12.6%，45 歳未満
2.3% と，75 歳以上 85 歳未満の年代が最も多く，
45 歳未満の若年者の割合は 2.3% と少なくなって
いるが，年代別の男女比は明らかにされていな
い．中高年者の男女比は，先に挙げた男女比とお
おむね同様と考えられるが，若年者については，
疾患の内訳そのものも異なっているため，先の男
女比を参考にすることはできない．筆者の勤務す
る施設では，脊髄損傷と高次脳機能障害のリハビ
リテーションに力を入れているという施設の特色
から，他施設に比べると若年者が多い傾向にある
が，2018～20 年の 3 年間における 45 歳未満の若
年者の男女比は，脊髄損傷 4：1，頭部外傷 10：
1，切断 6：1 と，男性が多く女性は少ない傾向に
あった．

　また，生活期リハビリテーションが必要な時期
を，平均寿命と健康寿命の差にあたる，介護が必
要な期間(日常生活に制限のある「不健康な期間」)
と考えると，女性は男性より長寿だが，介護が必
要な期間も男性 8.84 年に対し女性 12.35 年と女性
のほうが長いことが報告されている[2]．介護保険
における介護認定は，75 歳以上で女性の認定率が
男性を上回り，85 歳以上では 57.3%，90 歳以上
では 83.0%(男性では各々 40.8% と 67.0%)と
なっており，生活期のリハビリテーションの対象

は女性のほうが多い．

実際の症例から

　筆者が経験した症例から，生物学的な性差と社
会的な性差の両方の視点に着目し，回復期・生活
期リハビリテーションにおける女性患者の問題を
みていきたい．

1．大腿骨頚部骨折

　70 歳代，女性．夫は 8 年前に逝去．長男，次男
はそれぞれ家庭を持ち独立しており，集合住宅 1
階に単身独居していた．入浴しようとして脱衣場
で転倒し，体動困難となり救急要請．近医へ搬送
され，右大腿骨頚部骨折の診断にて観血的整復固
定術を施行された．受傷後約 2 週で回復期リハビ
リテーション病院へ転院．既往歴・併存症として，
高血圧，糖尿病，腰部脊柱管狭窄症，左上腕骨骨
折があり，近医内科と整形外科にかかりつけで
あった．転院時の心身機能・身体構造は，コミュ
ニケーションは会話で可能であったが，会話の話
題が転導しがちで，MMSE(mini mental state
examination) 25/30(見当識や計算で失点)と軽度
認知機能低下が疑われた．右股関節痛はあった
が，下肢筋力は股関節屈曲で両側 MMT(manual
muscle testing：徒手筋力検査) 5 と保たれてい
た．転院時の活動レベルは，食事・整容は自立し
ていたが，その他のセルフケアは見守りから軽介
助を要し，移動は歩行器歩行が見守りレベルで
あった．転院後，骨折部位の疼痛は鎮痛薬にて自
制内であり，歩行練習や ADL 練習は順調に進ん
だ．しかし，状況の認識不良や記憶違いが目立ち，
下着内に便失禁していることに気がつかないなど
のエピソードがあり，認知機能の低下が疑われ
た．頭部 MRI を施行したところ，脳の虚血性変化
(図 1)を認めた．これまでは家事をこなし単身生
活が送れていたことから，別居の家族は，認知機
能低下には気がつかなかったとのことであった．
最終的に歩行やセルフケアはおおむね自立した
が，家事動作や服薬管理では見守りが必要な部分
も残されたため，介護保険サービスを導入しての

自宅退院の方針となった.

　大腿骨近位部骨折は高齢女性に頻度の高い骨折であるが, 骨折を起こす高齢者は既存の合併症を有していることが多いと報告されており[3], 特に認知症や脳血管障害, 糖尿病に加え, 低栄養や低活動に起因するフレイルやサルコペニアが背景にあるといわれている.

　この症例も, 家事をこなし1人暮らしができていたことから家族には気づかれていなかったが, 脳の虚血性変化に伴う認知機能低下があった. また, 骨粗鬆症, 糖尿病, 整形外科疾患(腰部脊柱管狭窄症による間欠跛行)などのリスク因子を複数認めていた. 転倒既往者の再転倒リスクは高いといわれており, この症例では, 転倒骨折の再発予防アプローチとして, 骨粗鬆症の治療を継続するとともに, これまでは利用のなかった介護保険サービスを手続きし, 通所リハビリテーションを利用することで機能維持をはかった.

2. 腰椎圧迫骨折および大腿骨頚部骨折

　80歳代, 女性. 夫と長男との3人暮らしであったが, 夫は悪性腫瘍の治療のため入院中で, 長男には精神疾患(パニック障害)があった. 次男は家庭を持ち独立していた. 10年以上前から不眠で睡眠薬などを処方されており, うつ症状もあり活動性が低下していたが, 自宅で伝え歩き中, 柱と間違えて扇風機につかまり扇風機ごと転倒. その後体動困難となり前医へ救急搬送され, 第2腰椎圧迫骨折の診断となった. ジュエット型コルセット装着にて保存的に加療されたが, 経過中に尿路感染症も合併しADLが低下したため, 受傷1か月の時点で回復期リハビリテーション病院へ転院となった. 既往歴・併存症として, 不眠・抑うつ, 高血圧, 白内障, 緑内障があった. 多数の内服や点眼薬の服薬歴があり, 長男が管理していたとのことであったが, 受診状況などの詳細は不明であった. 転院時の心身機能・身体構造は, 活気に乏しく, 小声で会話明瞭度は低下し, MMSE 14/30と認知機能低下も認めた. 下肢筋力は, 股関節屈曲が両側MMT 4, 膝関節伸展は両側MMT 5と近位筋優位に筋力低下を認め, 廃用性

筋力低下と考えられた. また, 前医では刻み食を摂取していたが, 転院時には食事でのムセを認めるとともに痰も多く, 嚥下機能低下が疑われた. 活動は, 食事が見守りのほか, 車椅子操作も含めADL全般に介助を要していた. 転院後, 疼痛の訴えは目立たず, 立位歩行練習は順調に経過した. また, 嚥下造影を行ったところ不顕性誤嚥を認めたため, 食形態をペースト食に下げたところ, 食事摂取量が増えるとともに痰も減少し, 徐々に活気が増した. 骨折前よりうつ症状にて近医に通院し, ベンゾジアゼピン系をはじめ多数の精神科薬を内服していたが, 嚥下機能悪化の一因になっている可能性も疑われたため, 減薬と変更を試み, 嚥下機能改善と夜間不眠の改善が得られた. 最終的に歩行を含めADLは見守りレベルとなったが, 介護力の乏しいなか, 転倒リスクへの配慮やペースト食の準備が難しいと考えられ, 施設入所が妥当と思われた. しかし, 経済的な事情から自宅退院の方針となったため, 日中はデイサービスを利用する方針とし自宅退院となった. 退院後は, 週に4日デイサービスを利用しつつ, 自宅内歩行も自立していたが, 退院の1か月後に, 留守番中に椅子から滑り落ちて動けなくなっているところを訪ねてきた次男に発見され, 救急搬送となった. 右大腿骨頚部骨折の診断にて人工骨頭置換術を施行され, 3週後にリハビリテーション病院へ再転院. 再転院時の心身機能・身体構造は, 初回転院時に比べ発語も増え表情が明るく, MMSE 20/30と前回入院時より認知機能の改善も認めていた. 右股関節周囲筋でMMT 4と筋力低下を認めたが, 疼痛は自制内で最終的に独歩は見守りレベルとなった. しかし, 介護力のない自宅での生活では再び転倒するリスクが高いことが懸念され, 最終的に施設入所の方針となった.

　この症例は, 長く続くうつ状態と認知機能低下に, 介護力不足も加わり, 転倒・骨折を繰り返したケースである.

　全年齢を対象にしたWHOの報告では, うつ病の生涯発症リスクはOR(オッズ比)1.9(95%CI(95%信頼区間)1.8～2.0)で女性が有意に高いと

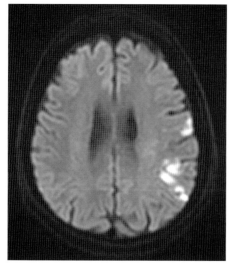

図 2. 左 MCA 領域の心原性脳塞栓症（自然再開通例）（MRI，DWI）

されている[4]．要因として，雇用機会や出産など女性の身体的，社会的負荷の大きさに加え，近年では，炎症や性ホルモンとの関連も指摘されている[5][6]．また，高齢者における検討でもやはり女性のほうがうつの発症リスクが高いとの報告が多い．一方，認知症の有病率も，男性より女性が高いことが知られている[7]．この要因は単に女性の平均寿命が長いのみでなく，閉経後には脳萎縮が急速に進行するといわれており，脳エストロゲンの産生低下に基づく脳の可塑性低下による機序が考えられている[8]．

社会学的な面に着目すると，介護者についての調査[9]では，主介護者は，親世代の女性→子世代の女性→男性の順で割り当てられているという結果が報告されており，まだまだ男性が介護に慣れていない現実が示されている．男性介護者の特徴として，家事スキルの未熟，仕事と介護の両立困難，地域でのネットワーク不足を挙げる調査結果[10]もある．本症例は，家族唯一の女性が要介護者となり，介護力不足があることに加え，残された家族の生活力が低いことも懸念されたケースであった．

3．心原性脳塞栓症

70 歳代，女性．内縁の夫とともに飲食店（居酒屋）を自営していた．数年前に心原性脳塞栓の既往があるが後遺症はなく，ワルファリンを予防内服しつつ生活していたが，犬の散歩中に言葉が出なくなり救急搬送された．左中大脳動脈領域の脳梗塞の診断となったが（図 2），明らかな血管閉塞はなく，症状も改善傾向となったため，心原性脳塞栓症の自然再開通と判断された．心房細動はなく，塞栓源不明の脳塞栓症として抗凝固療法を継続されたが，右片麻痺と失語が残存したため，回復期リハビリテーション病院へ転院．転院時の心身機能・身体構造は，コミュニケーションは会話で可能だが，発話は緩慢であった．MMSE は 23/30 と見当識や計算，聴理解で失点があった．右片麻痺は，BRS（Brunnstrom stage）上肢 VI-手指 VI-体幹下肢 VI で，右上肢に表在覚鈍麻を認めた．転院時より独歩は安定し，セルフケアもおおむね自立していたが，家事や仕事復帰のニードがあり，高次脳機能障害へのアプローチを中心にリハビリテーションを実施した．発症前に就いていた飲食店の仕事は，本人が主となり行っていたとのことであった．キーパーソンは夫ではなく，家庭を持って独立した娘（前夫との子）であった．転院後，家事や仕事への復帰を念頭にリハビリテーションを進めたが，注意障害を認め，すぐの仕事復帰は困難と思われ，まずは簡単な家事への復帰を目指し自宅退院とした．退院後は，徐々に家事への復帰を進め，おおむね問題なくこなせるようになった．また，仕事は夫が中心に行うようになり，本人は補助的に参加し始めたが，仕事を通じて社交性が回復し，おしゃれを楽しむ様子も伺えるようになった．

本症例は，心原性脳塞栓の再発例である．経過中に心房細動ははっきりと確認されなかったが，原因としてなんらかの不整脈があると考えらえた．脳梗塞は，他の心血管病と同様に，男性に多く女性に少ないといわれているが，心原性脳塞栓症については女性で頻度が高いことが報告されている．平野は，脳梗塞 3,019 例の男女別病型の調査を行い，心原性脳塞栓の割合は男性 28.1%，女性 35.7% と女性で明らかに高かったと報告している[11]．また，本邦の剖検例の検討では，心房細

動は，大梗塞や転帰不良例に高頻度に認めるとされており，DOACやワルファリンによる抗凝固療法がすすめられている[12)13)]．他に，脳梗塞の危険因子としては，高血圧，糖尿病，脂質異常症，喫煙があるが，女性特有のものとして，閉経後の動脈硬化性変化や，高容量の経口避妊薬の内服がある．また，エストロゲンの抗動脈硬化作用を期待して脳梗塞発症予防に対するホルモン補充療法の効果が検討されてきたが，前向き研究でも否定的な報告が多い[11)]．他に女性に多いものとして，抗リン脂質抗体症候群，PRES(posterior reversible encephalopathy syndrome)，もやもや病，膠原病関連疾患，静脈性梗塞などがあり，若年女性の脳卒中の要因となっている．

　本症例は，心原性脳塞栓の再発例ではあったが，予防内服をしていたこともあり，神経症状は比較的軽度であった症例である．健康管理については，別居の娘の協力が大きく，家族形態が多様化するなかで，家族との良好な関係から生活期の支援も継続して受けることのできたケースである．

4．脳梗塞

　50歳代，女性．単身独居で，病院や社員寮の食堂で調理の仕事に就いていたが，仕事中に包丁がうまく使えないことを自覚．その後歩行中に右の膝折れを認め，翌日に近医を受診．MRIにて左放線冠の脳梗塞を認め，治療可能な急性期病院へ紹介搬送となった．BAD(branch atheromatous disease)への移行も懸念されたためSCUにてアルガトロバン，エダラボン，アスピリン，クロピドグレルにて加療開始され，発症後3週間で回復期リハビリテーション病院へ転院．既往歴・併存症には高血圧と糖尿病があったが，仕事が忙しく通院は自己中断していた．転院時の心身機能・身体構造は，右片麻痺は上肢Ⅵ-手指Ⅵ-体幹下肢Ⅵで，感覚障害は認めなかった．認知面は，MMSE 29/30と聴理解で1点の失点があった．活動は，杖なし独歩は見守りで，セルフケアもおおむね自立していた．参加・環境因子として，アパートに独居しており，両親は存命しているがそれぞれ持病があり，独立し家庭を持っている姉がキーパー

ソンとしてかかわっていた．麻痺は軽度であり，社会復帰を念頭にリハビリテーションを実施した．単身者ということもあり，「早く仕事に戻りたい」「仕事に行くため運転できないと困る」など，早急な社会復帰への強い希望があったが，注意機能の低下を認めており，刃物や火の使用，重い鍋の運搬など危険管理を必要とされる業務であることから，復職の可否を慎重に判断する必要があった．また，自動車運転については発症から一定時間経過してからの評価が望ましく(筆者の勤務する施設では発症後6か月以上経過した時点での運転評価を推奨)，自動車に代わる通勤手段を検討する必要があった．経過を追うごとに注意機能は改善傾向となったが，もとの業務への完全復帰は難しいと判断し，業務内容の調整を相談する方向で復職を目指した．

　本症例は，単身女性で職場復帰のニードがあった．女性の社会進出が進んでいる一方，2019年の雇用形態における非正規率は男性が22.8%であるのに対し女性は56.0%と高く[14)]，男女間の賃金格差もいまだ解消されていない現実がある[15)]．この症例は，生活のために複数の職場をかけもちしており，仕事が忙しく受診もままならない状況があった．家事は女性の仕事とされていた時代があり，女性は食生活を含めた健康教育が浸透しやすいと考えられてきたが，固定的な性別役割分担意識が変容し，働く女性が増加した現代では，社会の変化に応じ，食生活を含めた新たな健康教育のアプローチが必要とされていることも再認識させられた．

回復期から生活期へ

　病院での集中的な回復期リハビリテーションを経た後，生活期では，機能維持やさらなる活動性向上が期待され，家庭や社会でのより実践的なアプローチが必要とされる．女性が家事育児を担うという従来の固定的な役割分担は徐々に変容してきてはいるが，そのことが実生活における適応力の高さを生み出す要因となってきた面があることも事実である．山上[16)]は，訪問リハビリテーショ

ンでIADLにアプローチし，その結果，ADLや生活範囲の拡大も得られた女性の片麻痺患者の事例を報告している．住み慣れた自宅の台所で，発症前から日課であった夫の弁当づくりへのアプローチを行った結果，次第に意欲的な取り組みがみられ，買い物のための外出機会が増えるなど活動範囲が広がるとともに，主婦としての役割拡大をはかることができたと報告している．入院中に家事や余暇活動の練習を行っても，実際の自宅の状況と環境が異なるためになかなか定着しないことはしばしばあり，退院後の実際の生活環境において，十分な時間をかけて動作練習を行うことの意義は大きい．

　また，病院という，整えられてはいるが閉ざされた環境から離れ，自由度が増す生活期だからこそみえてくるニードもある．片麻痺の女性患者から「おしゃれを楽しみたいが下肢装具を装着していると履ける靴が限られてしまう」，「片手でもお化粧がうまくできるようになりたい」『自分で髪の毛を結びたい」『外出先のトイレではサニタリーボックスの位置が低く，生理用ナプキンを自分で捨てられない」など，切実な声が寄せられることもある．

　社会の変化とともに女性の生き方も多様化しているが，生活期リハビリテーションでは，個々のニードをより的確にとらえ，細やかにサポートしていくことが必要とされている．

文　献

1) 一般社団法人回復期リハビリテーション病棟協会：回復期リハビリテーション病棟の現状と課題に関する調査報告書　令和2(2020)年版，pp. 48-31，2021.
2) 内閣府男女共同参画局：男女共同参画白書　平成30年版　I 第2節　男女の健康支援　平均寿命と健康寿命，〔https://www.gender.go.jp/about_danjo/whitepaper/h30/gaiyou/html/honpen/b1_s00_02.html〕
3) 日本骨粗鬆症学会生活習慣病における骨折リスク評価委員会(編)：生活習慣病骨折リスクに関する診療ガイド2019年版，ライフサイエンス出版，2019.
4) 佐藤晋爾，朝田　隆：樋口輝彦ほか(編)，ライフステージや生活環境，男女差　こころの科学増刊うつ病の事典—うつ病と双極性障害がわかる本—，pp. 65-72，日本評論社，2011.
5) Seedat S, et al：Cross-national associations between gender and mental disorders in the World Health Organization World Mental Health Surveys. *Arch Gen Psychiatry*, 66(7)：785-795, 2009.
6) Slavich GM, Sacher J：Stress, sex hormones, inflammation, and major depressive disorder：Extending Social Signal Transduction Theory of Depression to account for sex differences in mood disorders. *Psychopharmacology*(Berl), 236(10)：3063-3079, 2019.
7) 朝田　隆ほか：厚生労働科学研究費補助金　認知症対策総合研究事業　都市部における認知症有病率と認知症の生活機能障害への対応．平成23年度～24年度総合研究報告書，2013.
8) Goto M, et al：3Tesla MRI detects accelerated hippocampal volume reduction in postmenopausal women. *J Magn Reson Irnaging*, 33(1)：48-53, 2011.
9) 労働政策研究・研修機構：労働政策研究報告書No. 73．介護休業制度の利用拡大に向けて「介護休業制度の利用状況等に関する研究」報告書，〔https://www.jil.go.jp/institute/reports/2006/073.html〕
10) 津止正敏，斎藤真緒：男性介護者白書—家族介護者支援への提言，かもがわ出版，2007.
11) 平野照之：女性の脳梗塞．成人病と生活習慣病，44(11)：1287-1294，2014.
12) 日本脳卒中学会　脳卒中ガイドライン委員会：3-1脳梗塞再発予防ほか(6)心房細動　脳卒中ガイドライン2015〔追補2019対応〕，p. 99，協和企画，2019.
13) 日本脳卒中学会　脳卒中ガイドライン委員会：3-2心原性脳塞栓症(1)抗凝固療法　脳卒中ガイドライン2021，p. 96-97，協和企画，2021.
14) 厚生労働省：働く女性の状況　I　令和元年の働く女性の状況，p. 17，〔https://www.mhlw.go.jp/bunya/koyoukintou/josei-jitsujo/dl/19-01.pdf〕
15) 厚生労働省：平成30年賃金構造基本統計調査の概況　結果の概要，p. 1，〔https://www.mhlw.go.jp/toukei/itiran/roudou/chingin/kouzou/z2018/dl/13.pdf〕
16) 山上雄大：調理に焦点をあてた訪問作業療法の効果—夫のための弁当作りを動機づけとして—．北海道作療，33(2)：103-108，2016.

MB Med Reha **No.275** : 25-30, 2022

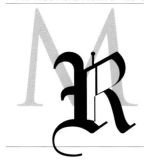

特集／女性とウィメンズヘルスとリハビリテーション医療

ウィメンズヘルスを考慮した痙縮治療

大田哲生[*1]　池田夢子[*2]　呂　隆徳[*3]　野坂利也[*4]

Abstract　痙縮は脳卒中後などにみられる筋緊張の亢進状態を表す言葉で，その治療には内服薬，ストレッチなどのリハビリテーション手技，物理療法，装具療法，手術療法などがあるが，最近はボツリヌス療法が奏効することが多い．しかし，妊婦や授乳婦における内服薬やボツリヌス毒素製剤の使用には細心の注意が必要である．骨粗鬆症を伴う場合は転倒による骨折のリスクが高くなるため，下肢痙縮の軽減は重要課題の1つとなる．また，痙縮による上肢異常肢位は患者にとっては容姿の問題につながりかねず，随意性の低い上肢であったとしても治療対象になることは理解しておくべきである．その際，日常生活上での麻痺肢の使用状況を詳細に把握しておく必要がある．下肢痙縮の治療には短下肢装具の併用を行うことが少なくない．装具製作の際には患者の希望を取り入れて，よりファッショナブルな装具になるように色や柄を工夫することも考慮したい．

Key words　痙縮(spasticity)，ボツリヌス毒素(botulinum toxin)，短下肢装具(ankle foot orthosis)

はじめに

1．痙縮とは

　痙縮は上位運動ニューロン症候群の陽性徴候の1つで，パーキンソン病などでみられる固縮とともに筋緊張の亢進状態を表す言葉である．1980年のLanceの定義が一般的によく知られており，「上位運動ニューロンの障害により，下部脳幹および脊髄レベルに中枢のある反射機構が制御から解放されて生じた筋緊張の亢進状態で，腱反射亢進を伴う速度依存性の伸張反射亢進を特徴とする運動障害」とされている[1]．脳卒中，頭部外傷，脊髄損傷，多発性硬化症などの疾患でよくみられる症状で，患肢の関節を検者が他動的に動かす際に，ゆっくり動かせば検者が感じる抵抗は少ないが，早く動かすと伸張反射が起こり検者が大きな抵抗を感じる現象のことを指している．

　通常，安静時には筋緊張はそれほど高くないが，姿勢変換時，動作開始時および動作中に筋緊張が亢進し，運動障害をもたらすことになる．脳卒中後にしばしばみられるウェルニッケ・マンの肢位(**図1**)は，この異常筋緊張が関与している．

2．痙縮の悪影響

　脳卒中発症後12か月では38%の患者に痙縮が認められたとの報告がある[2]．痙縮が直接生命に関与することは少ないと考えられるため，治療の対象となっていることも少ないと思われるが，果たしてそのまま放置しておいて良いのであろう

[*1]　Tetsuo OTA，〒 078-8510　旭川市緑が丘東2条1-1-1　旭川医科大学病院リハビリテーション科，教授／同病院リハビリテーション部，部長

[*2]　Yumeko IKEDA，同病院リハビリテーション部

[*3]　Takanori RO，同，副部長

[*4]　Toshiya NOSAKA，北海道科学大学保健医療学部義肢装具学科，教授

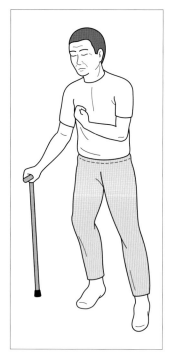

図 1.
脳卒中後のウェルニッケ・マンの肢位
麻痺側肩関節の内転・内旋，肘・手・手指関節の屈曲，股関節・膝関節の伸展，足関節の底屈，足部の内反がみられる．

か．リハビリテーション医療の観点から痙縮の悪影響について考えてみたい．

脳卒中後のウェルニッケ・マンの肢位で考えるとわかりやすい．片麻痺患者でよくみられる肢位であるが，麻痺側上肢の肩関節は内転，内旋し，肘関節，手関節，手指関節は屈曲していることが多い．麻痺側の前腕と手が胸部まで持ち上がり，握りこぶしが体の前面に位置しており，容姿の問題として挙げられることがある．この容姿を気にして，人前に出る機会が少なくなり，活動性の低下につながることがある．また，上肢屈筋群の筋緊張亢進により，拮抗筋である伸筋群の活動が制限され，上肢の随意性低下にもつながる．上肢の随意性が低く，廃用手であったとしても，握りこぶし状の手(**図 2**)になると手洗いが困難となり手掌衛生上の問題が出たり，爪切りが困難になれば手掌に傷ができ感染の問題も出てくることになる．下肢においては，麻痺側足部に内反(**図 3**)や尖足を認めれば歩行能力は低下するし，足部の一部分に荷重がかかるため疼痛の問題も生じ得る．また，筋肉の過剰な収縮自体が疼痛の原因になることもある．さらに，麻痺が重度で寝たきりの状態であれば，股関節内転筋群の筋緊張亢進はおむつ交換や清拭の妨げになり介助量は増大するし，

姿勢変換が困難であれば，褥瘡発生のリスクも高くなる．同じ肢位が継続すれば関節可動域(range of motion：ROM)の制限を認め，拘縮のリスクも高くなると考える．以上，痙縮の悪影響を**表 1**にまとめる．

痙縮の治療法

痙縮の治療法として基本的なものに経口抗痙縮薬があり，バクロフェンなどの中枢性筋弛緩薬と末梢性筋弛緩薬(ダントロレンナトリウム水和物)を痙縮の程度や副作用の状況をみながら使い分ける．内服薬の主な副作用には眠気，脱力，めまい，ふらつきなどがあり，十分量の内服ができないことがあるため，内服薬単独では十分な効果を示すことは少ない[3]．バクロフェンは母乳中に移行することがあり，本剤投与中の授乳は避ける．またラットで胎盤を通過することが報告されており，妊婦では治療上の有益性が危険性を上回ると判断される場合のみに使用するべきである．ダントロレンナトリウム水和物は母乳中へ移行することが報告されており，妊娠中の投与に関する安全性は確立していないことを理解しておきたい．

重度痙縮に対してはバクロフェン髄腔内投与(intrathecal baclofen；ITB)が有効であるが，ポ

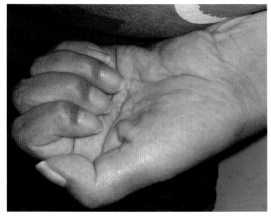

図 2. 脳卒中片麻痺：麻痺側手指屈曲

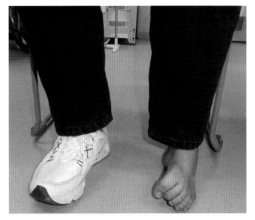

図 3. 脳卒中片麻痺：麻痺側足部内反

表 1. 痙縮の悪影響

- 容姿の悪化（正常肢位の保持困難）
- 上肢随意性の低下
- 手指など衛生状態の悪化（感染のリスク）
- 歩行能力の低下
- 疼痛の増大
- 介助量の増大（更衣・清拭など）
- 褥瘡の発生
- 関節可動域（ROM）の制限・拘縮

ンプ埋め込み手術や定期的な薬液の補充，7年に1度のポンプ入れ替え手術が必要となり[4]，縫合による皮膚の傷跡の影響を考慮すべきである．

リハビリテーション手技としてはストレッチや関節可動域訓練による運動療法，TENSE（transcutaneous electrical nerve stimulation：経皮的電気刺激）や温熱療法などの物理療法，痙縮筋を伸長位に保持する装具療法の有効性が認められている[5]．最近では，体外衝撃波による治療（extracorporeal shock wave therapy；ESWT）[6)7]も行われるようになってきており，今後その効果に期待したい．

注射による治療法として，以前はフェノールブロック療法が行われていたが，最近は，その手技の簡便性などのため，ボツリヌス療法が主流となっている．次にボツリヌス療法について述べる．

ボツリヌス療法

A型ボツリヌス毒素製剤は以前より眼瞼痙攣，片側顔面痙攣，痙性斜頸，2歳以上の小児脳性麻痺患者における下肢痙縮に伴う尖足に対して使用が認められていた．その後，木村らにより脳卒中後の上肢痙縮に対する有効性が確認される[8]などし，2010年10月より上肢痙縮，下肢痙縮に対して使用可能となった．現在我が国ではオナボツリヌストキシンAとインコボツリヌストキシンAの2種類の製剤が上肢および下肢痙縮に対して使用可能である．最大投与量はオナボツリヌストキシンAでは上肢400単位，下肢300単位，上下肢同時投与では400単位．インコボツリヌストキシンAでは上肢400単位，下肢400単位，上下肢同時投与では800単位となっている．オナボツリヌストキシンAは妊婦および授乳婦への使用は禁忌で，インコボツリヌストキシンAは妊婦または妊娠している可能性のある女性には，治療上の有益性が危険性を上回ると判断される場合にのみ投与することになっており，授乳婦には治療上の有益性および母乳栄養の有益性を考慮し，授乳の継続または中止を検討することになっている．

正門は"切れのよい"ボツリヌス毒素製剤をどのように使うのかは個々の患者の目的に照らし合わせて慎重に進めなければならない[9]と述べているが，ここでは容姿の改善と歩行能力の改善を目的とした治療について提示する．

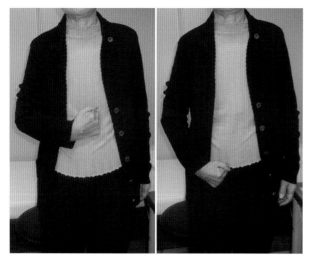

図 4.
脳卒中片麻痺患者の立位における容姿(上肢肢位)の変化
(麻痺側上腕二頭筋にオナボツリヌストキシン A 筋注)
　　a：治療前の肢位
　　b：治療後の肢位

1．容姿の改善

　先にも述べたが，脳卒中後のウェルニッケ・マンの肢位は特徴的であるため，患者は人前に出ることをためらう場合がある．異常肢位を近所の人にみられたくないという思いから外出が夜間のみに制限されるなど，外出頻度が低下することで活動性が下がり，ひいては筋力・持久性の低下を引き起こすことになる．このような場合は，歩行時の肘関節の屈曲を改善させることを目的にボツリヌス療法を施行すると良い．**図 4** は脳卒中後の右片麻痺患者の治療例で，麻痺側上腕二頭筋にオナボツリヌストキシン A　50 単位を筋注することで，立位時の右肘関節屈曲をある程度改善させることができた．治療後の肘関節が少し伸びた麻痺側上肢の状態であれば，日中の外出も許容していただけたため，活動性を保つことが可能であった．しかしながら，治療前に行っていた挙上した前腕と胸壁との間に物を挟んで運ぶという動作が，右肘関節が伸展することで行えなくなるという新たな問題が発生した．随意性の少ない麻痺側上肢であったとしても，日常生活上，何らかの役割を果たしていることがあるため，治療前には普段の生活状態(麻痺側上肢の使用状況)を詳しく聴取することが重要である．

2．歩行能力の改善

　下肢痙縮で問題となるのは，内反尖足や槌趾による歩行障害である．これらは歩行能力の低下はもちろんのこと，歩容が悪くなったり，骨粗鬆症

を伴う場合は転倒による骨折のリスクが高くなったり，足部変形のため履ける靴が限られ好きなタイプの靴を選べなかったり，下肢装具が必要となり装具が目立ってしまうなどの様々なデメリットを伴う．**図 5** に足部の変形が強い脳卒中左片麻痺の例を示す．尖足はそれほど強くないが，足部内反と槌趾が顕著で，歩行時の足部外側痛と靴が履けないという問題があった．オナボツリヌストキシン A を後脛骨筋に 70 単位，長母趾屈筋に 65 単位，長趾屈筋に 65 単位の計 200 単位筋注したところ，2 週間後には左足底をしっかり接地させて歩行することが可能となり，好きなタイプのブーツを選んでファッションを楽しむことも可能となった．歩行時の疼痛も軽減し，歩行能力は小走りが可能になるまで改善した．

　麻痺や痙縮の程度によっては歩行に短下肢装具(ankle foot orthosis；AFO)を必要とすることも少なくない．一般的に使用される両側支柱つき AFO は支持性に長けるものの，重量が重いうえに，かさばり目立ってしまうという欠点がある．我々は体格がよほど大きくない限りは，重量面での利点を考慮してプラスチック AFO を製作している．特に希望がなければ一般的な乳白色の AFO を製作するが，患者の希望を聞いて様々な色や柄の AFO を製作するようにしている．患者ごとにファッションセンスが異なるため，装具のベルトの色も数十種類から選べるように準備しており，衣類とのコーディネートを楽しんでいただ

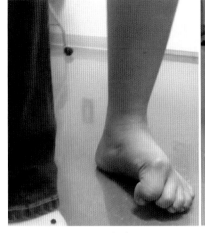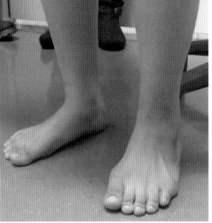

　　a．治療前　　　　　　　　　　　　b．治療後

図 5. 下肢痙縮治療の 1 例
足部内反，槌趾の改善で歩行しやすくなる
とともに，好きなタイプの靴を選んで履け
るようになった．

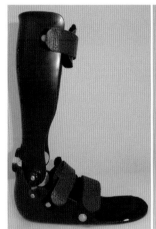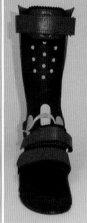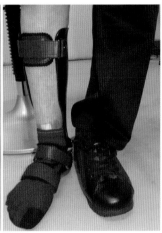

図 6. 患者の希望に沿って製作した短下肢装具の 1 例

けるように配慮している．**図 6** に患者の希望を取り入れて製作した AFO を示す．図にあるように，靴下を AFO と同系色にしてファッションを楽しんでいる様子がうかがえる．

おわりに

　痙縮は，患者に運動機能障害をもたらすのはもちろんのこと，容姿の問題も引き起こす可能性がある．また，骨粗鬆症を伴う場合は，転倒による骨折が移動能力の低下を招き，その後の生活に大きな影響を及ぼすことになりかねない．患者のQOL の維持・拡大のために積極的に痙縮の治療を行うことを心がけたい．その際，妊婦や授乳婦への薬物の使用方法を理解しておくとともに，ファッションを楽しむ側面も考慮したいものである．

文　献

1) Lance JW：Symposium synopsis. Spasticity：Disordered Motor Control. *Yearbook Medical*, 485-494, 1980.
2) Watkins CL, et al：Prevalence of spasticity post stroke. *Clin Rehabil*, **16**(5)：515-522, 2002.
3) 菊地尚久：痙縮の治療戦略　痙縮に対する内服

薬. *MB Med Reha*, **261**：27-34, 2021.

4) 吹上謙一ほか：痙縮の治療戦略　痙縮に対する髄腔内バクロフェン投与療法(ITB療法). *MB Med Reha*, **261**：53-59, 2021.

5) 日本脳卒中学会脳卒中ガイドライン委員会：脳卒中治療ガイドライン 2021, pp. 268-270, 協和企画, 2021.

6) Xiang J, et al：Effects of extracorporeal shock wave therapy on spasticity in post stroke patients：A systematic review and meta-analysis of randomized controlled trials. *J Rehabil Med*, **50**(10)：852-859, 2018.

7) Picelli A, et al：Adjuvant treatments associated with botulinum toxin injection for managing spasticity：An overview of the literature. *Ann Phys Rehabil Med*, **62**(4)：291-296, 2019.

Summary　より効果的な痙縮治療を行うために, ボツリヌス療法と併用する治療についてまとめられている.

8) 木村彰男ほか：A 型ボツリヌス毒素製剤(Botulinum Toxin Type A)の脳卒中後の上肢痙縮に対する臨床評価—プラセボ対照二重盲検群間比較試験ならびにオープンラベル反復投与試験—. *Jpn J Rehabil Med*, **47**(10)：714-727, 2010.
Summary　ボツリヌス療法が脳卒中後の上肢痙縮に対して安全かつ有効であることを示した臨床試験の結果がまとめられている.

9) 正門由久：ボツリヌス治療の現状と課題. 木村彰男(監修), 脳卒中上下肢痙縮　Expert ボツリヌス治療　私はこう治療している, pp. 2-14, 診断と治療社, 2013.

MB Med Reha **No.275** : 31-34, 2022

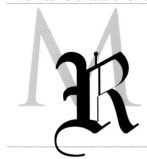

特集／女性とウィメンズヘルスとリハビリテーション医療

脊髄損傷者の女性特有の問題とリハビリテーション医療

加藤真介*

Abstract　外傷性脊髄損傷の受傷年齢は高齢化し，そのなかで女性の割合が増加している．脊髄損傷は，運動・感覚だけではなく，神経支配を受けるすべての臓器に影響を与える．脊髄損傷の尿路管理上，重要な手段である自己間欠導尿では手技上の特徴があり，練習開始時期も基本的動作が獲得できた後が望ましい．月経や受精能力には，著明な影響はないが，妊娠期間中は，呼吸・排尿・排便などに妊娠子宮による影響がある．自然出産は可能であるが，陣痛時に疼痛がなく，痙縮・拘縮による開排制限や自律神経過反射への対応を準備しておく必要がある．

Key words　脊髄損傷（spinal cord injury），清潔間欠導尿（clean-intermittent catheterization），自律神経過反射（autonomic dysreflexia）

はじめに

脊髄損傷は，運動・感覚だけではなく，神経支配を受けるすべての臓器障害である．脊髄損傷者の性差は身体面で様々な影響を与えるとともに，社会的にも女性は男性とは違った問題を持っている．本稿では，外傷性脊髄損傷における女性特有の問題について概説する．

外傷性脊髄損傷の発生状況における女性の特徴

脊髄損傷の発生状況については，日本脊髄障害医学会が 1990～92 年[1] と 2018 年[2] に同様の方法を用いて，全国疫学調査を行っている．両者を比較すると，人口 100 万人当たりの年間発生数は，40.2 人から 49.0 人へと増加し，著明に高齢化している（**表 1**）．受傷原因も，交通事故が 44％ から 20％ へと減少したのに対して，転倒が 13％ から 38％ へと増加している．これには，社会の超高齢化（高齢化率 12.1％→28.1％）や，交通事故の大幅な減少（交通事故死亡者数 11,227 人→3,532 人）な

表 1. 日本脊髄障害医学会による外傷性脊髄損傷全国疫学調査の概要

調査年	1990～92	2018
人口（万人）	12,403	12,644
調査票送付先	8,822	3,771
有効回答率	51.4％	74.4％
Frankel A-D 登録患者数	2,490	4,603
推計患者数	4,989	6,220
発生頻度／100 万人／年	40.2	49.0
平均年齢	48.6	66.5
女性／男性	1：4.1	1：2.9

どの社会的影響が推測される．

この間，女性の脊髄損傷が増加している．2018 年の調査結果を性別で比較すると，頸髄損傷の占める割合，非骨傷性脊髄損傷の占める割合に大きな差はないが，受傷時平均年齢は，女性がやや高く（**図 1**），高齢になるほど，女性が占める割合が高くなる．これと呼応してか，女性は Frankel A，B が占める割合がやや低い（**表 2**）．

---

* Shinsuke KATOH，〒 773-0015 徳島県小松島市中田町新開 4-1　徳島赤十字ひのみね総合療育センター，園長

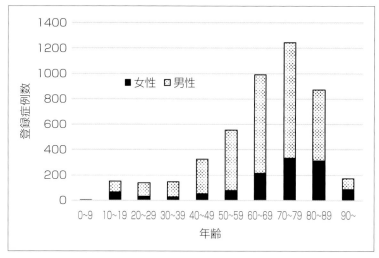

図 1. 2018 年の全国疫学調査での年代ごとの外傷性脊髄損傷発生数

表 2. 2018 年の全国疫学調査における女性と男性の比較

	女性	男性
受傷時平均年齢	70.9 歳	64.9 歳
頸髄損傷が占める割合	83.3%（971/1165）	87.3%（2954/3383）
非骨傷性脊髄損傷	60.9%（710/1165）	62.1%（2100/3383）
Frankel A と B の割合	15.7%（183/1165）	22.4%（758/3383）

身体的特徴と問題

1. 骨密度

　25～46％の脊髄損傷者が，骨折を経験すると報告されている．脊髄損傷での骨粗鬆症の進行は，移乗中に脚をひっかけるなどの軽微な外傷での骨折の危険性を増加させる．骨折を起こすと，骨折そのものによる問題以外に，移乗などの技術，褥瘡，不動による問題，心理的な悪影響などの問題を派生する．

　脊髄損傷を受傷すると，大腿骨近位の骨密度（BMD）は最初の 1 年では 3％/月と急速に減少し[3]，最初の 7 年では 50～70％減少し，その後はあまり変化しない．また，長期では女性での低下が大きいが，性差は少ないと報告されている[4]．これは，脊髄損傷による影響が，閉経後のエストロゲン減少を凌駕しているからであると考えられている[5]．脊髄損傷による骨量減少に対しては，現時点では bisphosphonate を含めて，予防手段として明らかな有効性を示されたものはない[6]．

2. 神経因性膀胱

　脊髄損傷による下部尿路機能障害の明らかな性差は報告されていない[7]．清潔間欠導尿（clean-intermittent catheterization：CIC）は，排尿筋括約筋協調不全などによる膀胱内の高圧環境，膀胱の過伸展を改善し，症候性尿路感染や腎機能障害の発生頻度を減少させることができる，標準的な尿路管理法である．CIC を行うにあたっては，不安や知能・認知機能による遂行上の問題や，反射性膀胱による蓄尿上の問題などが阻害因子となる．手指機能，肩・肘関節の可動域や体幹のバランス能，柔軟性などの身体機能も重要な点である．

　女性では尿道の位置や走行のため，男性より難易度が高い．American spinal injury association impairment scale（AIS）A または B では，男性では Zancolli 分類の C5B 以下であれば可能となるのに対し，女性では C6B 以下である必要があり，自己導尿時の肢位も異なる（図 2）．

　女性がカテーテルを挿入するためには，① 鏡のみ，② 鏡＋陰唇開大器（図 3），③ ブラインド，などの選択肢がある．このように女性では難易度が

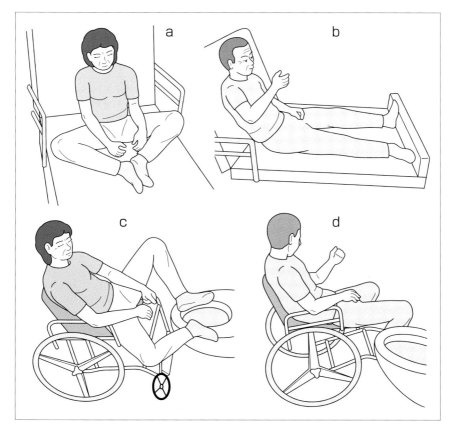

|a|b|
|c|d|

図 2. 女性と男性の頚髄損傷者の自己導尿時の肢位
女性の場合は，殿部を前方に出したうえに，開排位
を取る必要がある．
a，b：ベッド上　　c，d：車椅子上
a，c：女性　　b，d：男性

男性に比べて高く，早期に練習を開始すると，練習が長期化し，心理的な圧力ともなりかねない．このようなことから，男性の場合は床上動作が自立した段階で開始できるが，女性の場合はポジショニングが取れ，前方移乗動作・更衣動作が自立した後に練習を開始したほうがスムースな導入につながる．女性が車椅子上で行う場合，車椅子シートとクッションの前面をカットして，カテーテル操作の邪魔にならないように修正する必要もある．また，腹圧性尿失禁に対して，膀胱頚部吊り上げ術や，頚部縫縮術が適応される場合もある．

性機能障害

　女性性機能には，神経支配が主な狭義の性機能と，卵巣などの生殖機能を含めた広義の性機能に分けて考えられる．日本では，この分野については十分な議論が行われてきていないが，欧米では

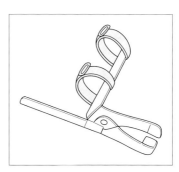

図 3. 陰唇開大器の 1 例

様々な研究が行われてきている．文化的な違いもあり，そのまま受け入れ難い面はあるが，大いに参考となる[8]．

　狭義の性機能：男性の場合は勃起・射精といった能動的な面が中心であるが，女性の場合は心理的な性的反応が主で，問題が顕在化できていないとされている[9]．会陰部，陰唇，陰核，腟からの

求心性刺激は陰部神経を介して第2〜4仙髄節へ伝播し，陰部神経は会陰や腟の運動を支配する．このため，脊髄損傷による性反応は障害される．また，痙縮や拘縮による股関節開排制限や性交中の自律神経過反射も問題となる．

　月経，受精能力：排卵・月経のサイクルは，ホルモン依存性であり神経支配を受けないため，脊髄損傷による影響は少ない．受傷直後は一時的に生理が消失する場合もあるが，5〜6か月で再開することが多く，妊孕性には影響を与えないとされている．

妊娠した場合の合併症

　脊髄損傷者が妊娠した場合，妊娠子宮による横隔膜の押し上げで呼吸機能障害，尿路圧迫で尿路感染，直腸圧迫で便秘などの問題が起こりやすい．また，貧血・低たんぱく血症や，体重増による除圧不足が起これば，褥瘡発生の危険性が高まる．運動量の低下や妊娠子宮による静脈系の圧迫により，深部静脈血栓症にも留意する必要がある．

　分娩では，陣痛を自覚できないため，無自覚のうちに分娩が進行している場合があり，破水を尿失禁と誤ることもある．経腟分娩は可能であるが，腹圧がかけにくかったり，拘縮・痙縮による開排制限などの阻害要因もある．また，自律神経過反射への対応は準備しておく必要がある[10]．

生活期の女性頚髄損傷者

　全国頚髄損傷者連絡会が2020年度に行った頚髄損傷者の生活実態調査の報告(女性105人，男性435人)に，女性と男性の差異が示されている．女性の傾向として排尿では，尿道カテーテルが多く，自己導尿が少ない．介護面では，入浴は自宅でする場合が多く，介助者は同性を希望する割合が高い．社会面では，在宅勤務が多く，非正規・自営業の割合が高いなどが示されている[11]．

まとめ

　外傷性脊髄損傷では，従来女性は比較的少な

かったが，受傷時年齢が高齢化するとともに女性が増加している．また，脊髄損傷者の生命的な予後は健常者に匹敵するようになり，若年で受傷した女性脊髄損傷者が高齢化している．脊髄損傷に対する専門の治療施設が非常に少ない日本の現状では，女性の諸問題を認識し対応を学ぶことは容易ではない．しかし，脊髄損傷者を包括的にみることができれば，対処することは十分可能である．

文　献

1）Shingu H, et al：A nationwide epidemiological survey of spinal cord injuries in Japan from January 1990 to December 1992. *Paraplegia*, **33** (4)：183-188, 1995.

2）Miyakoshi N, et al：A nationwide survey on the incidence and characteristics of traumatic spinal cord injury in Japan in 2018. *Spinal Cord*, **59** (6)：626-634, 2021.

3）Edwards WB, et al：Bone mineral loss at the proximal femur in acute spinal cord injury. *Osteoporos Int*, **24**(9)：2461-2469, 2013.

4）Frotzler A, et al：Osteoporosis in the lower extremities in chronic spinal cord injury. *Spinal Cord*, **58**(4)：441-448, 2020.

5）Slade JM, et al：Trabecular bone is more deteriorated in spinal cord injured versus estrogen-free postmenopausal women. *Osteoporos Int*, **16** (3)：263-272, 2005.

6）Soleyman-Jahi S, et al：Evidence-based prevention and treatment of osteoporosis after spinal cord injury：a systematic review. *Eur Spine J*, **27**(8)：1798-1814, 2018.

7）日本排尿機能学会ほか：脊髄損傷における下部尿路機能障害の診療ガイドライン2019年版，中外医学社，2019.

8）脊髄医学コンソーシアム(編)：赤十字語学奉仕団ほか(訳)，脊髄損傷者のウェルビーイング―QOLの向上のために―，NPO法人日本せきずい基金, 2013.

9）Alexander MS, et al：Sexual concerns after Spinal Cord Injury：An update on management. *NeuroRehabilitation*, **41**(2)：343-357, 2017.

10）牛山武久ほか(編)：私もママになる！―脊髄損傷女性の出産と育児―．1 ed，NPO法人 日本せきずい基金，2008.

11）全国頚髄損傷者連絡会(編)：頚損解体新書2020―自分らしくあるために―，2021.

MB Med Reha **No.275**：35-42, 2022

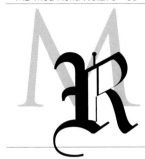

特集／女性とウィメンズヘルスとリハビリテーション医療

女性の骨粗鬆症と肩こりに対する リハビリテーション

金内ゆみ子[*1]　田中秀達[*2]　山谷日鶴[*3]

Abstract　骨関節疾患には，女性であるがゆえに発症頻度が高く，予後不良な疾患が存在する．骨粗鬆症は閉経後の女性に高率に発症し，骨折により重篤な ADL 障害へと進行するため予防が重要である．若年期に高い最大骨量を獲得し，生涯を通じて骨密度を維持するために運動は有効であり，安全に継続することが大切である．若年者でも続発性骨粗鬆症が疑われる場合は，積極的に骨密度測定を行い発症予防に取り組む．一方，肩こりは日本人女性に有訴率が高い愁訴だが，要因は，器質的疾患，不良姿勢，心理的ストレス，社会的要因など多岐にわたる．診断と病態に留意し，治療は姿勢と社会環境の指導，運動療法など包括的なアプローチが必要である．

Key words　女性医学(women's medicine)，骨粗鬆症(osteoporosis)，肩こり(chronic neck pain)，頚肩腕症候群(cervico shoulder brachial syndrome)，運動(exercise)

はじめに

骨粗鬆症は骨折の危険性が増大した状態で，閉経後の女性に高率に発症する．骨粗鬆症による脆弱性骨折は重篤な ADL 障害をもたらし，QOL 低下の主原因である．したがって骨粗鬆症の予防が重要である．一方，肩こりは日本人女性に有訴率が高い愁訴だが，その病因は多岐にわたり，病態も多彩で QOL へ影響する．今回，これらの日本人女性に多い骨関節疾患について，女性のライフステージを意識したリハビリテーション医学の視点から，予防と運動療法を中心に述べる．

骨粗鬆症

日本で骨粗鬆症と診断される女性は，男性の約3.3倍に相当する[1]．女性の骨量は，20歳頃に最

大骨量(peak bone mass；PBM)に達し，40歳頃までほぼ一定に維持されるが，閉経期のエストロゲンの欠乏により急激に減少する．骨粗鬆症が女性に高率なのは，男性よりも PBM が低く，さらに閉経により多くの骨量が失われるためである．したがって骨粗鬆症の予防には，若年期に高い PBM を獲得し，閉経後もその骨量を維持することが重要である[1)2)]．

骨粗鬆症は，原発性(閉経後骨粗鬆症が大部分)と続発性に分類される．続発性骨粗鬆症は骨脆弱性の原因・基礎疾患が明らかな病態で，神経性食欲不振症や体重減少性無月経などのやせ，原発性無月経(Turner 症候群など)，卵巣機能不全，早発閉経，閉経前の卵巣摘出，長期間の偽閉経療法，糖尿病，慢性腎不全，ステロイド薬治療者などで，若年女性に発症する機会が少なくない．原疾患の

[*1] Yumiko KANAUCHI, 〒990-8533 山形県山形市七日町1-3-26　山形市立病院済生館リハビリテーション科，科長
[*2] Hidetatsu TANAKA, 同病院整形外科，科長
[*3] Hizuru YAMATANI, 同病院産婦人科

表 1. 骨粗鬆症予防に推奨される運動療法の抜粋

対象	運動の種類	文献(番号)	内容(施行期間):効果
小児 5.9～9.8歳	ジャンプ(約60cmの台から)	Fuchs RK, 2001(7)	100回/日, 3回/週(7か月):腰椎・大腿骨頚部骨密度を増加
小学3～4年生	ジャンプ ＋週2回の体育の授業	McKay HA, 2000(8)	10回/日, 3日/週(8か月):大腿骨転子部骨密度を増加
初経前後の女子	ジャンプを中心とした ハイインパクトエクササイズ	Heinonen A, 2000(9)	20分/日, 2日/週(9か月):初経前の女子で骨密度を増加
小児 6～9歳	学校での楽しめる荷重運動・身体活動の指導 (球技・ランニング・ジャンプ)	Detter F, 2014(10), Cöster ME, 2017(11)	40分/日, 5日/週 (6年):女子で大腿骨頚部の骨密度を増加 (8年):骨折の発生率も減少
閉経女性 49～75歳	ウォーキング	Yamazaki S, 2004(29)	8,000歩/日, 3日以上/週(1年):腰椎骨密度を増加
骨粗鬆症患者	つま先立ちになり踵を落とす (椅子の背につかまる)	中村幸男, 2020(23)	30回×3セット/日(1年):大腿骨近位部骨密度を増加
75歳以上 開眼片脚起立<15秒	片脚起立訓練 (フラミンゴ療法)	Sakamoto K, 2013(31)	3回/日, 毎日:転倒者数減少
閉経女性 58～75歳	背筋強化(背筋力の30%の重さのバックパック)等尺性運動	Sinaki M, 2002(18)	腹臥位で背負う, 約5回/週(2年):背筋力増加, 椎体骨折の発症低下
閉経後骨粗鬆症患者	背筋強化(低負荷) 等尺性背筋訓練	本郷道生, 2014(20)	10回/日, 5日/週(4か月):背筋力増加, QOL改善・腰椎前弯角改善
閉経後骨量減少女性 55～75歳	太極拳	Wayne PM, 2012(32)	グループで1回/週, 自主トレ3回/週:大腿骨近位部骨密度を増加
閉経女性	複合運動(荷重＋筋力増強)軽度:歩行, 太極拳, 重度:ジョギング・ジャンプ・ダンス	Howe TE, 2011(28)	強度に関係なく, 動的荷重運動単独・複合ともに大腿骨近位部・腰椎骨密度を増加,
閉経後骨量減少女性	複合運動 (荷重＋筋力＋バランス訓練)	Bolton KL, 2012(30)	3回/週:大腿骨近位部骨密度上昇(52週)

治療により骨密度が著明に改善することがあり, 診断の際に留意する[1)3)].

骨粗鬆症は過度な飲酒, 喫煙, 慢性閉塞性肺疾患, 消化管疾患, 乳癌のホルモン療法, 高血圧, および心血管疾患などからも続発する[1)]. やせは脆弱性骨折の危険因子だが, 肥満も椎体骨折の危険因子であり適正体重の維持が大切である[4)]. 運動は肥満や生活習慣病を改善させるので, 骨への直接効果のほか, 間接的にも骨粗鬆症を防ぐ効果がある. 骨粗鬆症の予防には, 早期に危険因子を取り除くことが重要である[1)3)].

1. 若年者における予防

PBMを高めることが, 最も重要とされる. 骨量は1～4歳と12～17歳の2つの時期に上昇し, 思春期に急増することから, 効果的な介入時期は18歳以前といえる[2)]. PBM獲得には, 十分な栄養摂取のもとの身体活動, 特に荷重運動が有用とされる[1)5)].

推奨されている運動療法を抜粋し, 表1に示す.

骨に加わるメカニカルストレスが大きいほど骨量の増加は大きいことから, ハイインパクトエクササイズが最も効果的である[6)]. 思春期におけるジャンプ運動は骨密度を増加させるが, ジャンプの回数は議論がある[7)8)]. 運動習慣や身体活動が骨密度に影響し, 強度のある継続的な運動が有効とされる[9)～11)].

過度な運動は骨粗鬆症を誘発する場合があることに注意する. 特に女性アスリートでは, 利用可能エネルギー不足, 無月経, 骨粗鬆症が問題となることがある. また, ダイエットや摂食障害も骨粗鬆症を引き起こす[12)]. やせや続発性骨粗鬆症の原因疾患を有する場合, 骨密度測定を積極的に行い, 骨量減少の段階で発症予防に取り組む.

妊娠, 授乳においても多量のカルシウムを必要とし, 骨粗鬆症となる危険がある[13)]. しかし, 妊娠後骨粗鬆症は多因子疾患で不明な点が多く, 日本での報告は少ない. 授乳が終了すると骨量は回復し, 閉経後は授乳経験がある女性が, 授乳経験

がない女性と比較して骨折リスクが低いという報告がある[14].

近年，幼少期から外で遊ばず，家でのゲームが主体の生活習慣になり，偏った食事の子どもが増えている[15]．早期にこのような生活習慣をあらため，十分な栄養と適切な運動習慣の指導をすることが大切である．

2．中高年者における予防

中年以降も，骨密度増加，骨折と転倒予防には運動が有効である[16)~21)]．運動は，身体機能が衰える前からの開始が望ましい．簡便な方法が普及しやすいが，効果を重視した包括的なプログラムも考案されている(表1)．骨粗鬆症の女性でも，ハイインパクトな垂直荷重系運動で骨密度上昇効果があるが，合併症が生じないように管理し実施する[22]．特に高齢者では変形性関節症や内臓疾患の合併が多いため，安全に，簡便に実施できることが必須である．かかと落とし運動[23]やスクワット，踏み台昇降も効果がある．

転倒予防にはバランス・下肢筋力訓練が有効で，特に背筋力を維持・強化する運動は，椎体骨折・脊椎後弯変形予防にも有効である[18)~20)]．骨粗鬆症患者では，体幹を過度に屈曲する運動は，椎体骨折を誘発する可能性があり避けるべきである[21]．

運動による筋収縮が，骨にメカニカルストレスを与え骨形成を促進することも明らかになっており[24]，ハイインパクトな運動単独ではなく，階段昇降や抵抗運動との組み合わせも有効である[25)~27)]．歩行や太極拳などの軽い動的荷重運動は腰椎骨密度を増加させ，ジョギング，ダンス，ジャンプなどの強い動的荷重運動は，大腿骨近位部骨密度を増加させるため，両者の複合運動も効果的である[28]．

3．運動療法の普及

運動療法は簡便なものが普及しやすい．日本整形外科学会が推奨するロコモ体操は，垂直荷重「スクワット」とバランス訓練「片脚立ち」もあり，骨粗鬆症や転倒予防に有効とされている．ロコモ体操は高齢者でも安全に実施できる[33]．

日本各地の自治体ではご当地体操による介護予防推進政策が行われている．運動は，生涯を通じて骨粗鬆症と転倒予防に有効であり，運動実践の環境づくりのために，自治体での継続的な取り組みも期待される．

4．女性医学の視点

日本産婦人科学会の産婦人科診療ガイドラインでは，骨粗鬆症の予防として，65歳以上の場合，および65歳未満で骨折危険因子(多量のアルコール摂取，喫煙，家族歴)を有する場合に骨密度検診をすすめている．さらに，長期の第2度無月経，早発閉経，閉経前の両側卵巣切除術後では，ホルモン補充療法をすすめ，エストロゲン薬の投与が将来の骨粗鬆症発症の予防にも有用であるとしている[34]．思春期に無月経や稀発月経だった女性は，成人期に標準体重になったとしても骨量減少がみられやすいとの報告もある[35]．女性医学の視点では，現在だけをみるのではなく，過去から現在までの体格・ダイエット歴・月経歴，妊娠・授乳経験，運動経験・習慣などの確認が重要である．積極的に骨密度測定をすすめ，生涯を通して骨粗鬆症に対応する．

肩こり

肩こりは「頚より肩甲部にかけての筋緊張感，重圧および鈍痛などの総称」と定義される[36]．しかし明確な診断基準はなく，その診断は自覚症状によるところが大きい．「2019年国民生活基礎調査」によると，日本での有訴率は人口1,000人当たり，男性では57.2人で腰痛に次いで2番目に高く，女性では113.8人とこれまで同様，最も高い[37]．年代別の有訴率は，男性は加齢により増加するが，女性の場合中高年に多い[38]．若年者にも肩こりは頻発し，高校生を対象としたアンケート調査では65.3%が有症状と回答し，女子に多くみられた[36]．

肩こりは，いわゆる頚肩腕症候群にも含まれる症候といえる．労働衛生分野では1970年代に職業性のものを「頚肩腕障害」と定義し，広く発生して

いることが認められている．仕事に影響を及ぼす健康上の不調の調査（20〜69歳対象）でも，肩こりは女性の保有者が高い[39]．したがって，曖昧な概念の症候群であるが，リハビリテーションの日常診療においても肩こりを取り扱う機会は多い．

肩こりの発症原因は，器質的疾患がなく発症する原発性肩こりと，整形外科・内科・外科・眼科・精神神経科・耳鼻科領域などの疾患に続発する症候性肩こりに分類される[36]．重篤な心疾患や炎症性疾患に続発する場合があり，常に鑑別診断を念頭に置き診療にあたる必要がある．

1．症候性肩こりの病態と治療

原疾患の治療を行う．整形外科領域の代表的疾患の病態と保存的治療法を示す．

1）頚椎症・頚椎椎間板ヘルニア

頚部の運動時痛を認める場合は頚椎症が考えられる．安静時痛が強い場合は悪性疾患や炎症性疾患も念頭に置く．神経障害，多部位の関節炎が疑われる場合は，画像検査，血液検査をすすめる．

2）肩関節周囲炎

単一の疾患ではなく，肩関節に疼痛と可動域制限をきたす疾患の総称である．発生頻度は2〜3%，40〜60歳代に好発，70%が女性に発生し両側罹患は17%との報告がある[40]．疼痛が強い炎症期後，可動域制限は改善する場合が多い．しかし回復期でも拘縮が残存した場合，運動療法を行う．可動域制限の著明な凍結肩の場合，肋骨運動制限と烏口上腕靱帯の肥厚という病態を有する場合があり，肋骨モビライゼーションの有効性も報告される[41]．

3）腱板損傷・腱板炎・肩峰下滑液包炎

50歳以上の一般住民では，約25%に腱板断裂が存在し，加齢で上昇する[40]．可動域制限，インピンジメント徴候，腱板機能評価と画像診断で病態に応じて治療方針が検討される．60歳以上の非外傷性腱板断裂に対しては薬物療法と運動療法を行い，70〜80%の患者の症状改善が報告されている[42]．

4）胸郭出口症候群（thoracic outlet syndrome；TOS）

疾患概念の相違があるが，一般的な認識として，TOSは胸郭出口部において神経血管束が圧迫や牽引を受けることで，上肢と肩甲帯周囲に様々な症状を惹起させる疾患である．神経性TOSが約95%を占め，静脈性TOSが約3%，動脈性TOSが約1%である．日本では神経性TOSのうち圧迫型（18%），牽引型（8%），圧迫と牽引の混合型（74%）と報告されている[43]．平均年齢と女性の割合は，圧迫型が35歳/33%，牽引型が26歳/92%，混合型が28歳/66%であり，若い女性には牽引型が多く，従来指摘されてきたTOSの特徴を示す[43]．女性に多いのは，体型の違いに加え，頚部や肩甲骨周囲筋の違いが要因と考えられる．TOSの発症には，胸郭出口部（斜角筋三角・肋鎖間隙・小胸筋下間隙による狭窄部位）の解剖学的な先天的素因に加え，後天的要素として，外傷による腕神経叢の瘢痕，上肢挙上での作業，不良姿勢での長時間の作業，代償性筋酷使，廃用性筋萎縮，肩甲帯下垂前方移動（なで肩），スポーツによる反復するオーバーヘッド動作などが挙げられる．治療は，症状の増悪要因を除去し日常生活から改善をはかること，肩甲帯の周囲筋訓練と姿勢保持訓練（肩甲帯・胸郭機能回復，姿勢調整，肋椎関節モビライゼーションなど）が中心となる[44]．姿勢保持筋の協調性や脊椎と胸郭の可動性が低下していることが多いため，肩甲帯周囲だけではなく体幹から下肢まで柔軟にする．肩甲帯を挙上し，腕神経叢の牽引状態を緩める肩甲帯装具（Kumamoto University scapular band；KSバンド）療法，薬物療法や腕神経叢神経ブロック，トリガーポイント注射，温熱療法も有効とされる．

2．原発性肩こりの病態と治療

原発性肩こりの病因は多岐にわたるが，発症の危険因子としては不良姿勢（長時間の同一姿勢や姿勢異常），筋力低下，筋疲労，不適切な運動，過労，寒冷，ストレス，加齢などが挙げられる．不良姿勢の原因が肩や頚椎以外（下肢脚長差，腰椎

表 2. 肩こりに推奨される運動療法の抜粋

運動の種類	文献(番号)	内容(施行期間):効果
ストレッチング(頚部〜肩)＋頚椎伸展訓練	Tunwattanapong P 2016(52)	2回/日(15〜30分)週5日(4週間):疼痛・QOL・頚部機能改善
筋力増強(ゴムバンドによる頭部筋の等尺性運動)	Li X 2017(53)	運動量を最初から固定せず漸増(6週間):頚椎可動域・圧痛域・筋力の改善
上半身の筋力増強運動(就労者を対象)	Mouatt B 2019(54)	(症状持続期間):軽負荷(自重やゴムバンド)で約2分/日, 5回/週, 高負荷なら約30分/日, 2回/週
複合運動	de Campos TF 2018(55)	頚部ストレッチング＋有酸素運動:頚部痛発症予防・健康感の向上
複合運動	Salo PK 2010(56)	筋力増強(最大等尺性運動の80%負荷)＋ストレッチング＋頚椎伸展運動, 週3回(1年):QOL向上
モーターコントロールエクササイズ(motor control exercise)	Ferro Moura Franco K 2020(57)	背臥位で後頭部より20〜33 mmHg の負荷で等尺性収縮(10秒), 30〜60分/回, 2〜3回/週(7〜12週):疼痛・筋力・頭蓋頚椎角度の改善
Mind-body エクササイズ	Cramer H 2017(58)	ヨガ・太極拳・ピラティス:疼痛・機能・QOL向上

の前弯増強, 腹筋力低下)の可能性も考慮しなければならない. 肩こりの特徴の1つは筋のかたさであると考えられ, 筋硬度計により肩こり患者の僧帽筋の筋硬度が高いことが判明した[45]. また, 肩こりの徴候に, 筋の過剰収縮に伴う筋緊張・筋血流障害がある. これは頭部前方位姿勢(胸部に対して頭が前方に偏位)の持続や不適切な動作の反復に伴う不良アライメントとオーバーユースによる筋骨格系への直接的な負荷のみならず, 心理的ストレスに伴う交感神経活動の亢進からも生じる. この筋の低酸素状態が痛みを惹起している可能性がある[38].

一方, 50歳未満の女性勤労者における肩こり有訴群では, 体幹筋筋肉量が低値で, 仕事の姿勢が座位中心で, 歩くことが少ない者に多く認めたと報告されており[46], 社会環境や運動習慣も肩こりの発症に関与するといえる. 現在, 以下のアプローチが行われている.

1)姿勢と社会環境の指導・管理

日常動作および職業上の習慣を考慮し, 作業器具の高さや配置にも注意し, 症状を増悪させる因子を取り除く. 頭部前方位姿勢を避け, 長時間の同一姿勢をとらず, 休息をとりながら関節運動で筋緊張を除く[38]. 厚生労働省が策定した「情報機器作業における労働衛生管理のためのガイドライン(2019年)」のなかに, 肩こり・頚肩腕痛に関連

する内容で, 作業環境管理, 作業管理の項目があり, 指導の際に参考となる[47)48].

2)心理的ストレスをためないように指導

適度な運動, 趣味, 散歩などの軽い全身運動を指導する. 全身運動で局所の血流改善も期待できる[38]. 運動習慣があるライフスタイルは肩こりの発生率を低下させる[49].

3)運動療法・姿勢の矯正

筋力強化や自動関節可動域訓練で, 頚椎や肩関節周囲筋を強化し関節の安定を保つ. 顎を引いて頭位の前傾を防止し胸を張る姿勢や[50], 脊柱の生理的弯曲を保持し外耳と肩峰が同一ライン上にある良姿勢[51]の保持もすすめられている. 頚長筋や頭長筋の緊張を緩和する頚椎伸展動作や, 肩甲帯のダイナミックストレッチ(肘頭で弧を描くような大回し)も簡便な方法である[51].

近年, 推奨されている運動療法を抜粋し, **表2**に示す. モーターコントロールエクササイズとは[57], 最大負荷より少ない負荷で頚部深層筋群の協調性や脊椎の分節的な運動制御の再構築をはかり, 脊椎の安定向上を目指す. 背臥位で後頭部に圧バイオフィードバックユニットを使用し, セラピストの管理下で行う. Mind-bodyエクササイズとは, ゆっくりした動作のなかで, 呼吸法や瞑想の要素を取り入れた運動で, ヨガ, 太極拳, ピラティスなどが含まれる[58]. また, 単独のプログラ

ムより複数のプログラムの組み合わせの効果が大きいとされている[48].

4）薬物療法

筋弛緩薬，抗不安薬，消炎鎮痛剤，抗うつ薬などを症状に合わせて投与する．

5）その他の治療

温熱療法，磁気療法，頚椎牽引療法，トリガーポイント注射などで筋緊張を軽減する．

3．女性医学の視点

運動療法の有効性は示されているにもかかわらず，長年にわたり肩こりの有訴率が高い理由は，身体の形態・機能的な問題だけでなく，姿勢や社会環境などの様々な因子の影響を受ける症候群であるためと思われる．重度肩こりの関連因子として，女性，運動習慣なし，抑うつ状態，周囲のサポートが低い，睡眠不足（5時間未満），仕事上での悩みが報告されている[51)59)].したがってその対策は，筋力やライフスタイルなどの性差に配慮し，適切な姿勢と運動指導による筋骨格系へのアプローチと，家庭や職場などの環境調整・生活習慣やストレスの改善を含む社会的・精神的な包括的アプローチが必要と思われる．

まとめ

骨関節疾患には，女性であるがゆえに発症頻度が高く，予後不良な疾患が存在する．骨粗鬆症の予防には若年期からの継続的な取り組みが，肩こりには包括的なアプローチが必要である．今後，この方面の研究がさらにすすむことが期待される．

文 献

1）骨粗鬆症の予防と診療ガイドライン作成委員会：骨粗鬆症の予防と治療ガイドライン2015年版，ライフサイエンス出版，2015．

2）Orito S, et al：Age-related distribution of bone and skeletal parameters in 1,322 Japanese young women. *J Bone Miner Metab*, 27(6)：698-704, 2009.

3）日本女性医学学会（編）：女性医学ガイドブック更年期医療編2019年度版 第2版，2019．

4）Luo J, Lee RY：How does obesity influence the risk of vertebral fractures？；findings from the UK biobank participants. *JBMR Plus*, 4(5)：e10358, 2020.

5）Miyabara Y, et al：Effect of physical activity and nutrition on bone mineral density in young Japanese women. *J Bone Miner Metab*, 25(6)：414-418, 2007.

6）Frost HM：From Wolff's law to the Utah paradigm：insights about bone physiology and its clinical applications. *Anat Rec*, 262(4)：398-419, 2001.

7）Fuchs RK, et al：Jumping improves hip and lumbar spine bone mass in prepubescent children；a randomized controlled trial. *J Bone Miner Res*, 16(1)：148-156, 2001.

8）McKay HA, et al：Augmented trochanteric bone mineral density after modified physical education classes；a randomized school-based exercise intervention study in prepubescent and early pubescent children. *J Pediatr*, 136(2)：156-162, 2000.

9）Heinonen A, et al：High-impact exercise and bones of growing girls；a 9-month controlled trial. *Osteoporos Int*, 11(12)：1010-1017, 2000.

10）Detter F, et al：A 6-year exercise program improves skeletal traits without affecting fracture risk；a prospective controlled study in 2621 children. *J Bone Miner Res*, 29(6)：1325-1336, 2014.

11）Cöster ME, et al：How does a physical activity programme in elementary school after fracture risk？ A prospective controlled intervention study in Malmo. *BMJ Open*, 7(2)：e012513, 2017.

12）Huhmann K：Menses requires energy；a review of how disordered eating excessive exercise, and high stress lead to menstrual irregularities. *Clin Ther*, 42(3)：401-407, 2020.

13）山本　優ほか：妊娠・授乳関連骨粗鬆症の1例．脊髄外科，31(3)：296-299，2017．

14）Bjornerem A, et al：Breastfeeding protects against hip fracture in postmenopausal women；the Tromso study. *J Bone Miner Res*, 26(12)：2843-2850, 2011.

15）文部科学省：子どもの生活の現状．〔https://www.mext.go.jp/a_menu/shougai/katei/080609

02/002.pdf〕(2021 年 10 月 10 日閲覧)

16) Gardner MM, et al：Exercise in preventing falls and fall related injuries in older people；a review of randomized controlled trials. *Br J Sports Med*, **34**(1)：7-17, 2000.

17) Gillespie LD, et al：Interventions for preventing falls in older people living in the community. *Cochrane Database Syst Rev*, **9**：CD007146, 2012.

18) Sinaki M, et al：Stronger back muscles reduce the incidence of vertebral fractures；a prospective 10 year follow-up of postmenopausal women. *Bone*, **30**(6)：836-841, 2002.

19) 山田　仁ほか：骨粗鬆症に対する運動の効果. 整・災外, **64**(4)：451-456, 2021.

20) 本郷道生ほか：骨粗鬆症患者に対する背筋運動療法の腰背痛と脊柱弯曲の及ぼす効果. *J Spine Res*, **5**(6)：901-904, 2014.

21) 宮腰尚久：骨粗鬆症と運動療法. *Jpn J Rehabil Med*, **56**(5)：367-370, 2019.

22) Watson SL, et al：High-intensity resistance and impact training improves bone mineral density and physical function in postmenopausal women with osteopenia and osteoporosis；the LIFT-MOR randomized controlled trial. *J Bone Miner Res*, **33**(2)：211-220, 2018.

23) 中村幸男ほか：スクレロスチン分泌低下に伴う大腿骨近位部骨折予防戦略. 大和証券ヘルス財団研業, **43**：152-154, 2020.

24) 松瀬博夫：運動が筋・骨に与える影響―最新の知見―. 整・災外, **64**(4)：389-396, 2021.

25) Hart NH, et al：Mechanical basis of bone strength；influence of bone material, bone structure and muscle action. *J Musculoskelet Neuronal Interact*, **17**(3)：114-139, 2017.

26) Martyn-St James M, et al：A meta-analysis of impact exercise on postmenoposal bone loss；the case for mixed loading exercise programmes. *Br J Sports Med*, **43**(12)：898-908, 2009.

27) Zhao R, et al：The effect of differing resistance training models on the preservation of bone mineral density in postmenoposal women；a meta-analysis. *Osteoporos Int*, **26**(5)：1605-1618, 2015.

28) Howe TE, et al：Exercise for preventing and treating osteoporosis in postmenopausal women. *Cochrane Database Syst Rev*, **7**：CD000333, 2011.

29) Yamazaki S, et al：Effect of walking exercise on bone metabolism in postmenopausal women with osteopenia/osteoporosis. *J Bone Miner Metab*, **22**(5)：500-508, 2004.

30) Bolton KL, et al：Effects of exercise on bone density and falls risk factors in postmenopausal women with osteopenia；a randomized controlled trial. *J Sci Med Sport*, **15**(2)：102-109, 2012.

31) Sakamoto K, et al：Why not use your own body weight to prevent falls? A randomized, controlled trial of balance therapy to prevent falls and fractures for elderly people who can stand one leg for 15s. *J Ortho Sci*, **18**(1)：110-120, 2013.

32) Wayne PM, et al：Impact of Tai Chi exercise on multiple fracture-related risk factors in postmenopausal osteopenic women：a pilot pragmatic, randomized trial. *BMC Complement Altern Med*, **12**：7-18, 2012.

33) ロコモチャレンジ！推進協議会：ロコトレ. 〔http://locomo-joa.jp/check/locotre/〕(2021 年 10 月 10 日閲覧)

34) 日本産婦人科学会, 日本産婦人科医会：産婦人科診療ガイドライン―婦人科外来編 2020, pp. 201-202, 日本産婦人科学会事務局, 2020.

35) Wiksten-Almstromer M, et al：Reduced bone mineral density in adult women diagnosed with mineral density in adult women diagnosed with menstrual disorders during adolescence. *Acta Obsetet Gynecol Scand*, **88**(5)：543-549, 2009.

36) 高岸憲二ほか：肩こりに関するプロジェクト研究(平成 16-18 年). 日整会誌, **82**：901-911, 2008. Summary 日本整形外科学会「肩こりの研究プロジェクト」でこれまでの論文調査とアンケート調査を施行し論述す.

37) 厚生労働省：2019 年国民生活基礎調査. 2020 年, 〔http://www.mhlw.go.jp/toukei/saikin/hw/k-tyosa/k-tyosa19/dl/04.pdf〕(2021 年 10 月 10 日閲覧)

38) 渡邉和之ほか：中高年女性に多くみられる症候とその対策. 6. 肩こり. 産科と婦人科, **4**(41)：401-406, 2016.

39) Yoshimoto T, et al：The Economic Burden of Lost Productivity due to Presenteeism Caused by Health Conditions Among Workers in Japan. *J Occup Environ Med*, **62**(10)：883-888, 2020.

40) 佐々木毅志ほか：肩関節周囲炎・腱板断裂の診断. *MB Orthop*, **30**(10)：129-137, 2017.

41) 浜田純一郎ほか：凍結肩と腱板断裂に対する運動療法—肋骨モビリゼーション—. 整・災外, **64**(4)：419-426, 2021.

42) Edwards P, et al：Exercise rehabilitation in the non-operative management of rotator cuff tears a review of the literature. *Int J Sports Phys Ther*, **11**(2)：279-301, 2016.

43) 井出淳二：胸郭出口症候群. 最新整形外科学体系13, pp. 278-289, 中山書店, 2006.

44) 北村歳男：腕神経叢牽引型胸郭出口症候群の治療と診断. 整・災外, **62**(2)：139-145, 2019.

45) 矢吹省司ほか：肩こりの病態. 臨整外, **36**：1241-1246, 2001.

46) 加藤剛平ほか：勤労者の肩こり症状に関連する因子の検討. 日職災医誌, **67**(2)：87-94, 2019.
Summary 勤労者の肩こりの予防法と指導法の開発のための基礎資料の作成目的で, 18歳以上50歳未満の489名を調査.

47) 厚生労働省：情報機器作業における労働衛生管理のためのガイドライン2019年.〔http//www.mhlw.go.jp/content/000539604.pdf〕(2021年10月10日閲覧)

48) 松原貴子ほか：肩こり・頚肩腕痛に対する運動療法—最新の知見—. 整・災外, **64**(4)：435-441, 2021.
Summary 原発性肩こりに対する運動療法の具体的な方法と成果を紹介, 複数の運動プログラムの組み合わせが有効.

49) Tani N, et al：Lifestyle and subjective musculo-skeletal symptoms in young male Japanese workers；a 16-year retrospective cohort study. *Prev Med Rep*, **20**：101171, 2020.

50) 豊水敏宏：運動器疾患の進行予防ハンドブック 予防・治療・リハビリテーション, pp. 91-100, 医歯薬出版, 2005.

51) 松平 浩：働く女性のための包括的な肩こり・腰痛・転倒予防対策. 日女性医会誌, **28**(3)：351-358, 2021.

52) Tunwattanapong P, et al：The effectiveness of a neck and shoulder stretching exercise program among office workers with neck pain；a randomized controlled trial. *Clin Rehabil*, **30**(1)：64-72, 2016.

53) Li X, et al：Comparison of the effectiveness of resistance training in women with chronic computer-related neck pain；a randomized controlled study. *Int Arch Occup Environ Health*, **90**(7)：673-683, 2017.

54) Mouatt B, Kamper SJ：Common challenges in managing neck and upper limb pain in office workers. *Aust J Gen Pract*, **48**(11)：746-750, 2019.

55) de Campos TF, et al：Exercise programs may be exercise in preventing a new episode of neck pain；a systematic review and meta-analysis. *J Physiother*, **64**(3)：159-165, 2018.

56) Salo PK, et al：Effect of neck strength training on health-related quality of life in females with chronic neck pain；a randomized controlled 1-year follow up study. *Health Qual Life Outcomes*, **8**：1-7, 2010.

57) Ferro Moura Franco K, et al：Prescription of exercises for the treatment of chronic pain along the continuum of nociplastic pain；a systematic review with meta-analysis. *Eur J Pain*, **25**(1)：51-70, 2020.

58) Cramer H, et al：Effects of yoga on chronic neck pain；a systematic review and meta-analysis. *Clin Rehabil*, **31**(11)：1457-1465, 2017.

59) 藤井朋子ほか：肩こりの疫学と病態について. *MB Orthop*, **29**(9)：9-15, 2016.

MB Med Reha **No.275** : 43–51, 2022

特集／女性とウィメンズヘルスとリハビリテーション医療

運動・スポーツが女性の身体に与える影響

黒木洋美[*1]　津﨑千佳[*2]

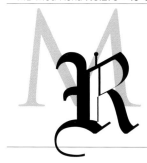

Abstract　最近の小学生女子の運動量は男子より少なく，骨形成期に十分な運動，特にハイインパクト・エクササイズが奨励される．生涯にわたり女性の骨量維持には安定した月経周期によるエストロゲン分泌が不可欠である．月経前症候群や月経困難症などは運動やパフォーマンスに影響を与えやすく，その対応には専門的な知識が必要である．妊娠・出産という女性特有のライフイベントでは，運動負荷調整や競技への配慮を行う．高齢女性の運動は推奨されるが，必要時はメディカルチェックを受け，適切な運動指導を心がける．特に女性アスリートに対して過度なトレーニングとならぬよう，本人だけでなく指導者なども女性の身体の認識を深め，メディカルサポートの体制を整備することが望まれる．

Key words　骨粗鬆症(osteoporosis)，月経困難症(dysmenorrhea)，骨盤底機能(pelvic floor function)，女性アスリートの三主徴(female athlete triad；FTA)

はじめに

　適度な運動・スポーツ(荷重や筋力によるメカニカルストレス)が骨や筋肉，内分泌系の調整などに関与し，健康維持・増進に重要な役割を果たしている．小児・成人・高齢者の各年代を捉えたうえで，女性特有の月経や妊娠・出産のライフイベントを考慮した運動・スポーツの意義を考える．本稿の流れは成長期，若年・成人期，中高齢期のライフサイクルに分けて考えていく．

成長期

1．女子は運動しているか？　成長期の身体への影響について

　子どもの運動について，我が国において運動する子どもとしない子どもの二極化があり，特に女子に運動嫌いで運動しない子どもが多いことがわかっている．女子の運動について，2015年度の「全国体力・運動能力，運動習慣等調査」では，1週間の総運動時間が60分未満である割合は小学校5年生(男子/女子)で5.7/12.9%，中学校2年生で7.1/20.9%と男子よりも低かった[1]．思春期には成長ホルモン，インスリン様成長因子，性ホルモンなどが増加し，BMC(bone mineral content)の増加速度が最大となり，成長・発達段階では運動による骨の量と構造の変化は，性別と成熟度に影響を受ける．女子では，運動により初経前期に外骨膜面での骨新生が促進され，初経後では内骨膜面での骨新生が優位となるため，効果的に骨のサイズを増加させるには初経前が良く，初経後は骨塩量の増加に作用することがわかっている．システマティックレビューにおいても，運動により全身・腰椎・大腿骨頸部のBMCを増加させるには，初経後の思春期前の時期が最も効果的

[*1] Hiromi KUROKI，〒870-0022 大分県大分市大手町3-2-43　社会医療法人恵愛会大分中村病院リハビリテーション科，統括部長
[*2] Chika TSUZAKI，国立病院機構宮崎東病院障がい者スポーツトレーナー，中級障がい者スポーツ指導員／理学療法士

表 1. 日本臨床スポーツ医学会学術委員会
整形外科部会からの提言

提言1	運動・スポーツ嫌いな子どもをつくらないために，身体を動かすことが「楽しい」あるいは「楽しかった」と感じられる「子供目線」の体育指導が必要.
提言2	**【各時期での目的と運動種類】** • 小学校1～3年生：基本動作や基礎体力を向上させること • 小学校4年生～中学校1年生：身体活動時間の増加 • 体育授業の時限数を増やす，指導内容のなかに「**ハイインパクト・エクササイズ(跳躍動作をする運動を含める)**」を追加.
提言3	子ども時代の運動・スポーツを生涯にわたる健康・医療戦略の入り口と位置づけ，小・中学生に対する学校教育(体育および保健体育)では，その重要性を科学的根拠に基づいて指導する

(文献4より引用)

であることが明らかにされている[2].

2．適度な運動とは？

スウェーデンで6～9歳の子どもを対象としたDetterらの研究から，小学校低学年からの6年間にわたる40分/日・5日/週の球技・ランニング・ジャンプ運動指導は，特に女子において大腿骨頸部のBMC増加に有用であることが明らかにされている[3].

荷重骨に加わる力学的負荷は，歩行＜ランニング＜ジャンプである．日本臨床スポーツ医学会では，小・中学生における運動として「ハイインパクト・エクササイズ」を学校体育授業に追加することなど，3つの提言を行っている(**表1**)[4].

3．月経と骨や代謝との関連は？

日本人の平均初経年齢は12.4歳であり，女児では11～14歳で骨密度増加速度はピークに達する．その後その速度は16歳，あるいは初経の2年後に著しく低下し，18歳前後でほぼゼロとなり，18～20歳で骨密度のピーク(若年成人平均値：YAM)に達する．エストロゲンがこの時期における骨密度を決定する内分泌因子のなかで最も有力な因子とされており[5]，月経を迎える成長期において月経周期が安定していることも大切である．月経周期は女性ホルモンの変動により，① 卵胞期(低エストロゲン・低プロゲステロン)，② 排卵期(高エストロゲン・低プロゲステロン)，③ 黄体期(高エストロゲン・高プロゲステロン)の3つの時期に区分する．エストロゲンは骨格筋へのグルコースの取り込みや筋グリコーゲン利用の節約，脂質代謝を改善[6]する．プロゲステロンは体温上昇や心拍

数の増大に働く[7]ことが報告されている．また，女性の血中テストステロン濃度は男性と比べて約1/20と低く，運動に対する応答性も低いことが，絶対的な筋力の性差に関与している可能性が示されている[8].女性の一生においてエストロゲンと運動は，骨量の獲得・維持に重要な役割を果たしている．骨粗鬆症は成長期のときから影響を受ける疾患であり，初経前の時期から骨へ，適切かつ適度な刺激を与える運動が，骨塩量を高めていることへの認識は重要であろう.

4．女性に多くみられるスポーツ障害・外傷は？

膝前十字靱帯損傷と疲労骨折は，全般的なスポーツにおいて女性が男性よりも受傷率が高いことが知られている．特に前者は，女性特有の関節アライメント，靱帯・軟部組織の弛緩性，筋力などが関与すると考えられる.

5．女性アスリートの課題

1）運動・パフォーマンスに影響を与える月経関連疾患

月経周期に伴うコンディションの変化は個体差が大きく，各フェーズの症状や程度が異なるため個別に対応すべきである．体重は月経開始から数日で減少し，排卵期に最も低値を示し，再び黄体期に増加するとされる．月経に伴う"むくみ"は，女性ホルモンの増加に伴いレニン活性が高まり水分貯留作用が促進されるためと考えられている．審美性競技ではパフォーマンスに影響を与えやすいので，月経周期を踏まえたコンディション調整をさらに考える必要がある.

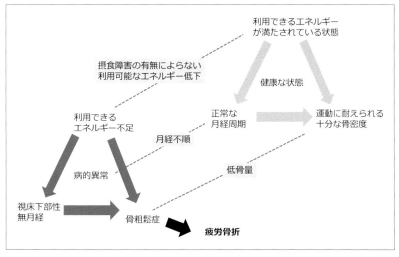

図 1. 女性アスリートの三主徴

（文献 12 より引用改変）

a）**過多月経と貧血**：原因には，子宮筋腫や子宮内膜症などの器質的疾患によるものと，思春期や更年期によくみられる無排卵など，ホルモンのアンバランスによる原因が考えられる．対策・治療は，OC・LEP（低用量経口避妊薬）や抗線溶薬投与，LNG-IUS（レボノルゲストレル徐放剤）などが選択される．

b）**月経前症候群（PMS）**：「月経前 3〜10 日間の黄体期に続く精神的あるいは身体的症状で月経発来とともに減弱あるいは消失するもの」と定義され[9]，排卵後に分泌される黄体ホルモンの作用が主な原因と考えられている．最も一般的な精神症状としては，イライラ感，憂鬱感，気分変調と不安感であり，PMS の約 80〜90％に認められる[10]．身体症状では，腹部膨満感，頭痛，乳房痛である．パフォーマンスへの影響は下記の月経痛よりも PMS のほうが大きいこともあり，対応は大切である．対策・治療は，本人に月経周期を記録（重症度や出現時期など）させ自己認識を高める（認知行動療法），個別対応を行う，薬物療法（月経周期調整），利尿剤は使用しない，などがある．また，摂食障害や不安障害の増悪を疑う場合は，早期に専門医受診をすすめることも念頭に置く．

c）**月経困難症**：月経時に随伴する下腹痛を中心とした月経痛で，機能性と器質性に分けられる．器質性として子宮内膜症が最も多い疾患であり，その後の不妊の原因にもなり得る．対策・治療は薬物療法が主体であり，NSAIDs（非ステロイド性抗炎症薬）または OC・LEP 投与，プロゲスチン投与である．

上記のいずれの症状・疾患についても，パフォーマンスに影響するだけでなく，将来的な不妊の原因となることもあり専門診療の受診が望ましい．しかし，本人および指導者が産婦人科やホルモン治療に対するネガティブなイメージを持っており，受診に消極的であることが多い．指導者や本人だけでなく，保護者，スポーツ関連の医療者が正しい知識を持つ必要性がある．また，対応する専門機関は，アスリートへの処方に対してはドーピング禁止薬物にも注意を払わなければならない．

2）過度な運動が引き起こす医学的問題とは？―FAT をおさえよ―

a）**女性アスリートの三主徴（female athlete triad：FAT）**：過度なトレーニングや栄養管理不良などが原因で起こる貧血や月経異常は，女性アスリート特有の問題である．米国スポーツ医学会は 2007 年に，「摂食障害の有無によらない利用可能エネルギーの不足（relative energy deficiency in sports：RED-S）」，「視床下部性無月経」，「骨粗鬆症」を女性アスリートの三主徴と定義した[11]．この三主徴は，エネルギー不足から無月経となり，ひいては疲労骨折に至る相互に関連した構図となる．**図 1**に相互関連を示す．

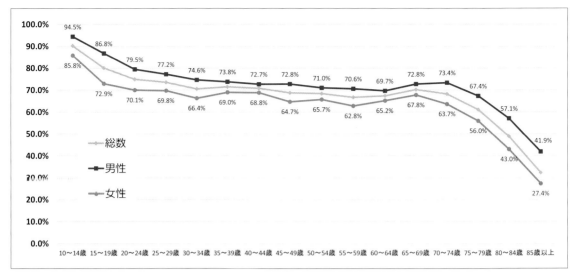

図 2. 全年代別のスポーツ行動者割合

（文献 14 より筆者作図）

b）対策は？：まずは適切な栄養摂取（公認スポーツ栄養士のサポートも考慮）とトレーニング量を見直し，相対的なエネルギー不足を解消させることが基本である．ある程度体重が回復しても月経が戻らない場合は，ホルモン療法を検討する．骨量低下に対しては，骨塩定量検査（客観的評価），必要時は薬物療法も考慮する．予防には栄養，月経を含めたホルモン調整，トレーニング強度，メンタル面など多方面からの総合的，かつ医学的なアプローチが必要である．詳しくは2018年に刊行された「女性アスリートのヘルスケアに関する管理指針」[12]の成書を参照されたい．

成人期

おおむねこの時期に問題は少ない．ただし女性では出産，育児というイベントにおいて，運動そのものが不足しがちなることには留意したい．特に選手（競技）について要点をまとめる．

1．妊娠期の適切な運動は？

妊娠中のトレーニング禁忌とされるのは，早産既往，切迫流・早産，子宮頸管無力症，頸管長短縮，前期破水，持続性の性器出血，前置胎盤，低置胎盤，妊娠高血圧症候群，重症な心疾患，呼吸器疾患である．

妊娠中は腹部への衝撃や過度の腹圧を受ける競技は避ける．推奨されない競技は，ラグビー，レスリング，柔道，テコンドー，ホッケーなどである．全身への衝撃が加わりやすい走り幅跳びや棒高跳びなどの跳躍系の競技，ウエイトリフティングのように過度に腹圧がかかる競技もすすめられない．また妊娠中のスキューバダイビングは，減圧後に奇形やガス塞栓の危険があるため推奨されていない[12]．1,500 m を超える高地での高強度トレーニングは控えることが望ましいとされている[13]．

2．産褥期のトレーニング開始の目途は？

一般女性を対象とした指針は散見され，合併症の有無，分娩方法（経腟，帝王切開）にもよるが，医学的に安全と判断され次第，除々に運動を始めても良いとされている．しかし，アスリートの競技復帰基準を明確に示したガイドラインはまだない．IOC の statement では，帝王切開後からトレーニング開始時期は，創傷治癒の点から術後4〜6週必要とされ，経腟分娩後のトレーニング開始時期については明記されていない．産後のトレーニング再開については，産後うつ病，体重減少，腰痛，骨盤周囲痛，腹直筋離開，骨盤底疾患，性機能不全など，産後によくみられる症状に注意して，段階的に開始していくことをすすめている[12]．また，骨盤底筋エクササイズを早期に行うと将来の尿失禁のリスクを減らす可能性があること，授乳期に有酸素運動を定期的に行っても，乳

表 2. 平成 28(2016)年の社会生活基本調査のスポーツ人口実態調査

スポーツ行動ランキング (その他除く)		全体	男性	女性
50 歳以上	1 位	ウォーキング・軽い体操	ウォーキング・軽い体操	ウォーキング・軽い体操
	2 位	器具を使ったトレーニング	ゴルフ	器具を使ったトレーニング
	3 位	登山・ハイキング	器具を使ったトレーニング	登山・ハイキング
50～84 歳	1 位	ウォーキング・軽い体操	ウォーキング・軽い体操	ウォーキング・軽い体操
	2 位	器具を使ったトレーニング	ゴルフ	器具を使ったトレーニング
	3 位	登山・ハイキング	器具を使ったトレーニング	登山・ハイキング
85 歳以上	1 位	ウォーキング・軽い体操	ウォーキング・軽い体操	ウォーキング・軽い体操
	2 位	器具を使ったトレーニング	器具を使ったトレーニング	器具を使ったトレーニング
	3 位	ゲートボール	ゴルフ	ゲートボール

汁分泌や組成，児の発達に悪影響を及ぼさないこともわかっている．

中高年期

中高年者の適切な運動が心肺機能，血管緊張，代謝機能などの改善に役立つほか，特に女性では虚血性心疾患や骨粗鬆症の予防，更年期不定愁訴の緩和，ストレス対策などに有効であることが認められている．

1．中高年のスポーツの現状
1）スポーツ人口実態調査

平成 28(2016)年の「社会生活基本調査」[14]の人口に占める割合を示す「スポーツ行動者率」は 68.8％（男性 73.5％，女性 64.4％）となっている．行動者率は平成 23 年度に比べて 5.8 ポイント上昇し，さらに男女別では男性が 5.6 ポイント，女性が 6.1 ポイントと女性の増加が上回っており，今後も女性の健康寿命が伸びることが示唆される．スポーツ行動者割合を 10 歳から年代別に図2に示す．10 歳台が最も高く約 80％台，その後 70％の横ばいが続き，45 歳以降 60％台と下がり，60 歳から約 2％上昇があり，80 歳を境に大きく減少していく．男性のほうが女性より数％，全年代において割合は高いことがわかる．次に中高年の 50 歳以上に絞り，男女別，年代別，運動種目別に表2にまとめる．全年代でウォーキングと軽い体操が最も多く高齢化しても継続できていた．性差の特徴として，男性はゴルフ，女性は登山・ハイキング，85 歳を過ぎるとゲートボールが上位を占めて

いた[14]．

2）中高年者のスポーツ外傷・障害の発生率・状況

山下ら[15]はスポーツ活動を 5 年以上継続した 40歳以上 338 名（男性 158 名，女性 180 名）を調査して，障害発生率は男性 65％，女性 69％，外傷発生率は男性 54％，女性 52％．スポーツ種目では，ラグビー，ランニング，バレーボール，バドミントンで障害の発生率が高かった．疾患では，障害では膝関節症痛，腰痛，肘関節痛，腱鞘炎・腱周囲炎を，外傷では骨折，アキレス腱断裂・肉離れが多かったことを報告している．

2．更年期女性と運動：適切な運動は？（運動処方）

外見上では健康にみえても，潜在性の身体異常，特に虚血性心疾患などが隠れていることがある．スポーツ開始にはメディカルチェック（医師問診，血圧，心電図，尿，血液検査など）を受けることをすすめたい．問診で既往歴，自覚症状を詳細に聞くことにより，異常が発見されることが複数ある．女性で 50 歳以上，自覚症状ありと虚血心疾患が疑われる場合は，運動負荷試験（エルゴメーター，トレッドミル）を施行することが望ましい．

更年期女性の運動処方として，有酸素運動（主運動）にストレッチングとウエイトトレーニングをミックスすると良い．具体的な処方として図3[16]に例を示す．より効果的に行うには，1 人で行うより仲間と一緒（集団）のほうが楽しく継続しやすい．

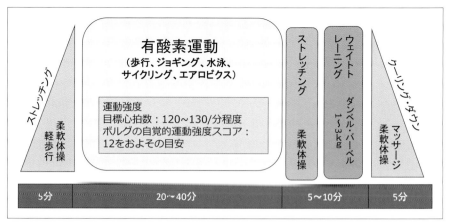

図 3. 運動処方（例）
更年期女性の運動強度は VO$_2$ max の 50〜60%，目標心拍数
では 120〜130/分程度，ボルグの自覚的運動強度スコアの 12
近辺を目安．運動頻度は 1 日当たり 30〜60 分，週 3 回程度，
週合計 140〜180 分程度とする．

（文献 16 より引用改変）

3．閉経後の女性の身体に与える運動の考え方
1）骨に対して

骨量は，加齢とともに年 0.3〜0.5％ほど減少するが，閉経に伴うエストロゲン分泌低下が骨量低下に大きく起因し，閉経直後からは年 2〜3％に加速して減少する．閉経後の骨粗鬆症には，ライフスタイルの因子よりもホルモン因子が大きく影響していると考えられている．骨に対しては，衝撃が加わりやすいハイインパクト運動（high-impact exercise）や荷重運動（weight-bearing exercise）が良いと考えられてきたが，最近のメタアナリシスでも，これらの運動の骨密度（BMD）に対する有効性が示されている．例えば，ウォーキングの BMD への効果をみたメタアナリシスでは，腰椎 BMD に対する効果は乏しいが，大腿骨頚部 BMD には 6 か月以上継続した場合に効果があり[17]，太極拳は 7 つの RCT によるメタアナリシスにて，運動をしていない対照に比べて腰椎 BMD への有意な効果がある[18]と報告されている．

一方，閉経後の女性で骨粗鬆症になってしまった場合には，現実には運動療法だけでの対応は難しく，多くの場合は骨粗鬆症治療薬との併用が必要となる．骨への過負荷（椎体圧壊，骨折）を調整し，薬物療法も併用しながらハイインパクト運動や荷重運動をすすめることが大切である．

2）骨盤底機能に対して：尿失禁への対応

尿失禁・便失禁・骨盤臓器脱などの骨盤底疾患は女性に特有の疾患であり，特に尿失禁は加齢や出産などがリスクファクターとなる．高齢女性の尿失禁はよく知られているが，一般女性より運動をしているアスリートの尿失禁は多いとされる．2018 年のレビューでは 12〜69 歳までの女性アスリート 7,507 人のうち 33.7％に尿失禁を認めている．尿失禁のタイプでは，腹圧性尿失禁 37％，運動時尿失禁 45％，日常生活レベルでの尿失禁 23％であり，運動時や腹圧時が多かった．一般の非アスリート・コントロール群の尿失禁有病率 24.4％に比し，アスリートでは 33.95％と有意に高い傾向が報告されている[19]．

運動と腹腔内圧を比較した研究では，歩行と比較してジャンプやランニングでは約 2 倍の腹圧がかかり，腹筋を鍛える運動では当然のことながら腹圧も上昇する．強度の運動による持続的な腹腔内圧の上昇が，若いアスリートでも尿失禁をきたす理由であると思われる．競技特性は，ジャンプ要素のあるトランポリン，体操，息む要素のある重量上げが挙げられる[20]．**図 4** に運動要素別に腹腔内圧の相違を示す．

最近女性の尿失禁に対して，「urogynecology：通称ウロギネ」という専門分野があり，女性泌尿

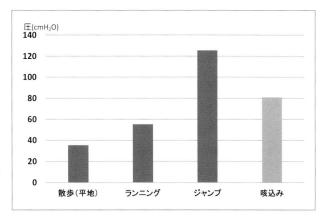

図 4. 運動別の腹腔内圧
（文献 20 より筆者作図）

器科医，婦人科医，皮膚・排泄ケア認定看護師，理学療法士，排尿機能検査士など多職種チームで対応する病院・施設が増えてきている．骨盤底筋訓練（Kegel 体操）は尿道周囲，腟壁周囲の随意筋（尿道括約筋・肛門挙筋）を鍛えることにより，尿道の閉鎖圧を高め，骨盤内臓器の支持を補強し，腹圧時に反射的に尿道閉鎖圧を高めるコツを習得するもので，尿失禁に対する第 1 選択の保存療法として国内外で強く推奨されている（推奨グレード A）[21]．女性の尿失禁の改善は，社会参加の促進や QOL の向上の一助となると考えられ，診療報酬の排尿自立指導料を活用するなどして，専門的な指導診療体制が望まれる．

3）精神面：メンタルへの影響

運動する高齢者はうつ発症が少ないとされるが，宮澤[22]は日本老年学的評価研究（Japan gerontological evaluation study；JAGES）の縦断データを用いてそれを裏づけている．うつ発症率は男性 9.7%，女性 10.0%，うつ発症の抑制に有意差を認めたのは，スポーツ（週 1 回以上：男性 0.81，女性 0.85），趣味（週 1 回以上：男性 0.81，女性 0.82），町内会（年数回：男性 0.88，女性 0.87）であった．男女の比較として，男性ではスポーツと趣味の 2 種類のみ有意差がついたが，女性ではスポーツ，趣味だけでなく町内会や自治会の活動においてもうつ発症が抑制され，女性の社会参加は効果が認められている．

4）中高年の女性パラアスリートの現状，抱える課題

障がい者スポーツでは，健常の選手と比較して現役期間が長く引退年齢が遅い傾向にある．特に女性では更年期障害を抱えながら競技を継続することになり，体調不良や気分のムラを単なる疲労ややる気の問題とせず，更年期障害を疑うことも大事である．加齢による身体変化に加え，閉経前後に起こる更年期障害に起因する身体，精神への影響も考慮しながら，総合的に判断する姿勢が必要である．

東京 2020，パラリンピック開催にあたり，女性障がい者でスポーツをする機会が増えてくるだろうが，自分自身の障害や症状を把握・理解できる方は少ないかもしれない．また，パラスポーツは高齢でも継続する選手が多く，機能維持や健康寿命の延長，社会参加による自己の確立につながることなどがメリットとなる．しかし年齢や性差に対応したトレーニングなどの知識がないと，運動負荷量や質が不適切で怪我や心肺機能への負担につながる危険がある．選手が健全にスポーツを全うできるようにするためにも，かかりつけ医やトレーナーが専門的知識を身につけて，正しい知識を与え，相談できる場所をつくることは非常に重要と考える．

統　括

ライフステージに沿って，女性に生じやすい身体的特徴と医学的な問題の全体像を捉えやすいように図5にまとめた．各ステージに生じやすい問題を把握するだけでなく，例えば骨（代謝）においては成長期から関連しており，更年期後高齢化して顕在化することを認識し，それぞれのステージに適した運動や健康管理を心がけることが大事であろう．

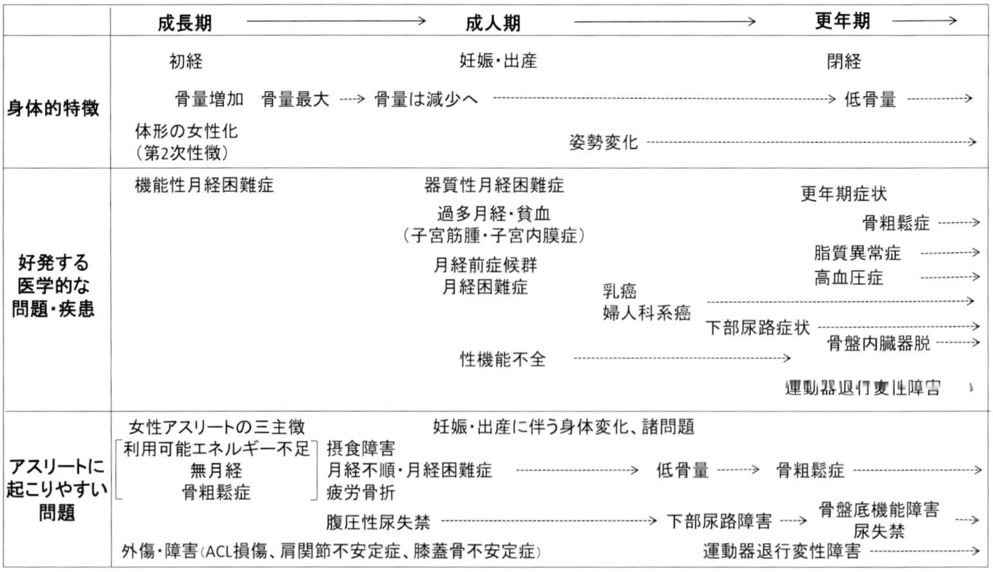

	成長期 ———→	成人期 ———→	更年期 ———→
身体的特徴	初経 骨量増加　骨量最大 ⟶ 骨量は減少へ ············ 体形の女性化 （第2次性徴）	妊娠・出産 姿勢変化 ···········	閉経 ··················→ 低骨量 ──→ ··················→
好発する 医学的な 問題・疾患	機能性月経困難症	器質性月経困難症 過多月経・貧血 （子宮筋腫・子宮内膜症） 月経前症候群 月経困難症　　　　乳癌 　　　　　　　　婦人科系癌 　　　　　　　下部尿路症状 性機能不全	更年期症状 　　　骨粗鬆症 ·······→ 脂質異常症 ·······→ 高血圧症 ·······→ ·······→ 骨盤内臓器脱 ·······→ 運動器退行変性障害
アスリートに 起こりやすい 問題	女性アスリートの三主徴 ┌利用可能エネルギー不足┐摂食障害 │　　無月経　　│月経不順・月経困難症 └　　骨粗鬆症　　┘疲労骨折 腹圧性尿失禁 ·········· 外傷・障害（ACL損傷、肩関節不安定症、膝蓋骨不安定症）	妊娠・出産に伴う身体変化、諸問題 ··········→ 低骨量 ──→ ··········→ 下部尿路障害 ─→ 運動器退行変性障害	 骨粗鬆症 ──→ 骨盤底機能障害 尿失禁 ──→ ··········→

図 5. 女性のライフステージに合わせて生じやすい身体的特徴と医学的問題
（石井美和子：各ライフステージにおける身体的変化. 福井　勉（編）, 理学療法 MOOK20　ウィメンズヘルスと理学療法, pp. 10-15, 三輪書店, 2016. より引用）

コラム
女性パラリンピック選手のサポートを通して

理学療法士・障がい者スポーツトレーナー
津﨑　千佳

　筆者は東京パラリンピック 2020 に参加した 30 歳代のパラリンピック選手の障がい者スポーツトレーナー（以下，トレーナー）を経験した．トレーニングやコンディショニングといった身体的なサポートはもちろん，医療・心理や栄養面についてなど様々な要点について，事例を通して紹介する．

　医療面では，医学知識に乏しい彼女の病院受診に同行し，医師の説明を一緒に聞き理解を助け，改善，強化すべき点をコーチと確認し合いながら選手と情報を共有した．また，臨床心理士や管理栄養士などの各専門家と選手のつながりを結び，彼女に寄り添いながらも自分自身で心身コントロールしていけるようかかわることもあった．試合が近づくにつれて彼女からの相談頻度は増え，気持ちを打ち明ける「場所」があることも彼女にとって1つの心の支えになったようだ．しかし，強化練習中は合流した指導者やコーチは男性しかおらず，月経の随伴症状（情緒不安定，浮腫の増加，体重の増加や便秘・下痢）を十分に理解しても

らうことができないという新たな相談を受けることもあった．筆者は，彼女に月経周期と症状を記録してもらい，どのような時期にどのような症状が現れる傾向にあるのかを自身で把握してもらった．また，浮腫＝水分量過多という思い込みがあり，水分制限のみで改善するものではないことを理解してもらい，エクササイズ方法や下着の選択について助言した．加えて，水分制限から脱水につながらないよう，尿色の観察の必要性も指導した．この経験を通して，女性特有の症状を理解・相談できるスタッフは少なく，選手は不安を抱いたまま競技に取り組まなければならない環境があることが窺えた．気軽に相談ができる女性トレーナーの活躍や，男性スタッフの理解や寄り添いが現場には必要であろう．

文　献

1) 文部科学省ホームページ：平成 27 年度全国体力・運動能力，運動習慣等調査報告書.
2) Specker B：Calcium and exercise requirements for optimal development. 6th International Workshop for Musculoskeletal Interactions, 2008.
3) Detter F, et al：A 6-year exercise program improve skeletal traits without affecting fracture

risk : a prospective controlled study in 2621 children. *J Bone Miner Res*, 29(6) : 1325-1336, 2014.

4) 日本臨床スポーツ医学会学術委員会整形外科部会 : 子供の運動をスポーツ医学の立場から考える〜小・中学生の身体活動が運動器に与える効果〜，2016.

5) 田中弘之 : 小児内分泌疾患および骨成長障害における骨粗鬆症．骨粗鬆症診療ハンドブック改訂4版，医薬ジャーナル社，pp. 75-84，2006.

6) Naessen T, et al : Serum lipid profile improved by ultra-low doses of 17 beta-estradiol in elderly women. *J Clin Endocrinol Metab*, 86(6) : 2757-2762, 2001.

7) Hessemer V, et al : Influence of menstrual cycle on thermoregulatory, metabolic, and heart rate responses to exercise at night. *J Appl Physiol*, 59(6) : 1911-1917, 1985.

8) Kraemer WJ, et al : Endogenous anabolic hormonal and growth factor responses to heavy resistance exercise in males and females. *Int J Sports Med*, 12(2) : 228-235, 1991.

9) 日本産科婦人科学会(編) : 産科婦人科用語集・用語解説集改訂第4版，2018.

10) Bertone-Johnson ER, et al : Asiposity and the development of premenstrual syndrome. *J Womens Health*, 19(11) : 1955-1962, 2010.

11) Nattiv A, et al : American College of Sports Medicine Position stand. The female athlete triad. *Med Sci Sports Exerc*, 39(10) : 1867-1882, 2007.

12) 日本産科婦人科学会 : 日本産科婦人科学会・日本女性医学学会(編)，女性アスリートのヘルスケアに関する管理指針，2017.
　Summary　女性アスリートの医学的課題・対策を網羅しコンパクトにまとめられた冊子.

13) Bø K, et al : Exercise and pregnancy in recreational and elite athletes : 2016 evidence summary from the IOC expert group meeting, Lausanne. Part 1-exercise in women planning pregnancy and those who are pregnant. *Br J Sports Med*, 50(10) : 571-589, 2016.

14) 総務省統計局 : スポーツ人口実態調査，平成28(2016)年の社会生活基本調査，生活行動に関する結果，生活行動編(全国)スポーツ．〔https://www.stat.go.jp/data/shakai/2016/kekka.html〕

15) 山下俊彦ほか : 中・高齢者のスポーツ障害．New Mook 整形外科，3 : 49-57，1998.

16) 伊藤博之 : 更年期女性とスポーツ．*JIM*，9(8) : 706-708，1999.

17) Ma D, et al : Effects of walking on the preservation of bone mineral density in perimenopausal and postmenopausal women : a systematic review and meta-analysis. *Menopause*, 20(11) : 1216-1226, 2013.

18) Sun Z, et al : Effects of tai chi exercise on bone health in perimenopausal and postmenopausal women : a systematic review and meta-analysis. *Osteoporos Int*, 27(10) : 2901-2911, 2016.

19) Goldstick O, et al : Urinary incontinence in physically active women and female athletes. *Br J Sports Med*, 48 : 296-298, 2014.

20) Bø K, et al : Is Physical Activity Good or Bad for the female Pelvic Floor? A Narrative Review. *Sports Med*, 50 : 471-484, 2020.

21) 日本排尿機能学会 : 日本泌尿器科学会(編)，女性下部尿路症状診療ガイドライン第2版，pp. 122-138，リッチヒルメディカル，2019.
　Summary　尿失禁など原因の考え方や治療，対策として骨盤底筋訓練も具体的に記載あり．2013年に世界に先駆けて日本ではじめて女性下部尿路症状に対するガイドラインが策定され，日本の医療に見合った内容となっている．

22) 宮澤拓人 : 高齢者が参加する地域組織の種類・頻度・数とうつ発症の関連—JAGES 2013-2016 縦断研究．総合リハ，49(8) : 789-798，2021.
　Summary　日本老年学的評価研究(Japan Gerontological Evaluation Study ; JAGES)の縦断データを用いた研究．2013年度および2016年度の2時点調査に回答した10道県24市町の39,655人を対象として分析している．

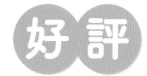

輝生会がおくる！

リハビリテーション チーム研修テキスト

―チームアプローチの**真髄**を理解する―

2022 年 2 月発行
B5 判　218 頁
定価 3,850 円（本体 3,500 円＋税）

監修　石川　誠　水間正澄
編集　池田吉隆　取出涼子　木川和子

専門職による職種を超えたチームアプローチの作り方！

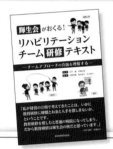

輝生会開設者の石川 誠が最も力を入れてきた
「教育研修」を余すことなく解説。
人材育成、リハビリテーションチームの醸成など
現場教育へ応用していただきたい一書です！

CONTENTS

詳しくはこちら！

全日本病院出版会
〒113-0033　東京都文京区本郷 3-16-4　Tel:03-5689-5989
www.zenniti.com
Fax:03-5689-8030

MB Med Reha No.275：53-60, 2022

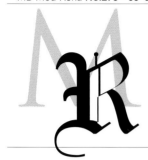

特集／女性とウィメンズヘルスとリハビリテーション医療

高次脳機能障害とジェンダー

蜂須賀明子*1　大石千尋*2　蟻川麻紀*3　佐伯　覚*4

Abstract　高次脳機能障害は，外傷性脳損傷，脳血管障害，脳炎後遺症，低酸素脳症などの疾患により生じる記憶障害，注意障害，遂行機能障害，社会的行動障害を主症状とする．一般に女性よりも男性に多く，20歳代と50歳以降にピークがあり，前者は外傷性脳損傷，後者は脳血管障害によるものが多い．高次脳機能障害における患者数の性差は，主な原因疾患である外傷性脳損傷，脳血管障害の性差と，おおむね同様の傾向を示す．高次脳機能障害は，身体機能よりも緩徐に回復することが知られ，長期的な視点を持ちリハビリテーション治療に取り組む必要がある．また「男女共同参画」や「治療と仕事の両立」が進むなか，性別を問わず，家事，結婚，子育て，介護など家庭生活・ライフイベントと，就学就労について，個々に応じたバランスの良い支援が求められる．今回，高次脳機能障害について，ジェンダーの視点を踏まえて解説する．また，当院で支援した抗NMDA受容体抗体脳炎に伴う高次脳機能障害の症例を紹介する．

Key words　高次脳機能障害（higher brain dysfunction），性差（sex difference），抗NMDA受容体抗体脳炎（anti-N-methyl-D-aspartate；NMDA receptor encephalitis），就学（entering school）

はじめに

　高次脳機能障害は，医学的には中枢神経系の障害による言語，認知，動作の障害のことで，失語，失行，失認，記憶障害，遂行機能障害，注意障害，精神情動障害などがある．高次脳機能障害は"みえない障害"であり，診断や対応に難渋するケースも多い．しばしば高次脳機能障害が主体となる外傷性脳損傷の患者や家族が，十分な社会的支援が受けられない状況について陳情し，2001年4月，厚生労働省は高次脳機能障害支援モデル事業研究班を立ち上げた．そこで支援対象者を行政的な意味合いを含めて規定し，高次脳機能障害は外傷性脳損傷，脳血管障害，脳炎後遺症，低酸素脳症などの疾患により生じる記憶障害，注意障害，遂行機能障害，社会的行動障害を主症状とする認知障害とした．今回は主に行政的な高次脳機能障害について，ジェンダーの視点を踏まえて解説する．

高次脳機能障害とジェンダー

　我々は，2001年度より実施された高次脳機能障害支援モデル事業，引き続いて2006年度より実施される高次脳機能障害支援普及事業に支援拠点機関として参加している．その活動から，①福岡県における高次脳機能障害発症の前向きweb調査，②近年の当院における高次脳機能障害支援セン

*1　Akiko HACHISUKA，〒807-8555　福岡県北九州市八幡西区医生ヶ丘1-1　産業医科大学リハビリテーション医学講座，学内講師
*2　Chihiro OISHI，産業医科大学若松病院リハビリテーション部，作業療法士
*3　Maki ARIKAWA，産業医科大学病院，高次脳機能障害支援コーディネーター
*4　Satoru SAEKI，産業医科大学リハビリテーション医学講座，教授

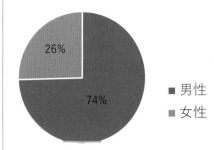

a. 男女比

男性 74%
女性 26%

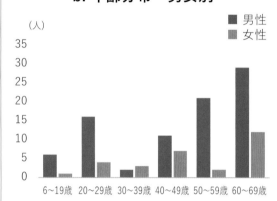

b. 年齢分布　男女別

（人）

■ 男性
■ 女性

6〜19歳　20〜29歳　30〜39歳　40〜49歳　50〜59歳　60〜69歳

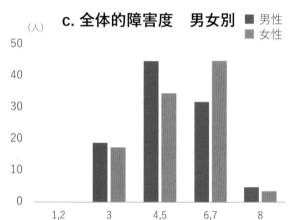

c. 全体的障害度　男女別

（人）

■ 男性
■ 女性

1,2　　3　　4,5　　6,7　　8

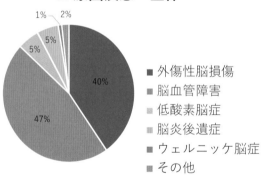

d. 原因疾患・全体

1%　2%
5%
5%
40%
47%

■ 外傷性脳損傷
■ 脳血管障害
■ 低酸素脳症
■ 脳炎後遺症
■ ウェルニッケ脳症
■ その他

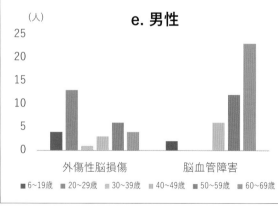

（人）

e. 男性

外傷性脳損傷　　脳血管障害

■6〜19歳 ■20〜29歳 ■30〜39歳 ■40〜49歳 ■50〜59歳 ■60〜69歳

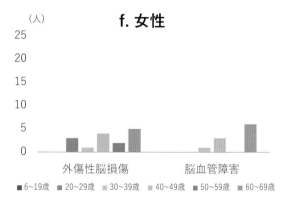

（人）

f. 女性

外傷性脳損傷　　脳血管障害

■6〜19歳 ■20〜29歳 ■30〜39歳 ■40〜49歳 ■50〜59歳 ■60〜69歳

図 1. 福岡県における高次脳機能障害発症の web 調査
a：男女比　　　b：年齢分布・男女別　　　c：全体的障害度・男女別　　　d：原因疾患・全体
e：外傷性脳損傷と脳血管疾患の年齢分布・男性　　　f：外傷性脳損傷と脳血管疾患の年齢分布・女性

ターで対応した相談症例，これらに基づく患者特性を検討した．

1．福岡県における高次脳機能障害発症のweb調査

2007年6月〜2008年5月の1年間，高次脳機能障害を発症した福岡県民（6〜69歳）を，診断基準に基づき前向きにweb調査した[1)2)]．最終的な解析対象は114名（平均年齢47.7±17.0歳）で，福岡県は1年間に10万人につき2.3人，我が国では2,884人の新規発症があると推定した．本調査をジェンダーに注目してみると（**図1**），男性73.7%（84名），女性26.3%（30名）と女性が少なく，全国調査の結果とも類似する[3)]．男性は20〜29歳，60〜69歳と2峰性ピークがあり，疾患別・年齢分布において前者は外傷性脳損傷，後者は脳血管障害のピークと一致する．また50〜59歳は，外傷性脳損傷，脳血管障害とも2番目に多い年代であった．女性は60〜69歳にピークを示し，外傷性脳損傷，脳血管障害とも疾患別・年齢分布において最多であった．全体的な障害度は，男性は4，5（就労あるいは教育困難，職業に限界），女性は6，7（社会参加にかなりの制限，または軽度の制限）が最多で，女性のほうが障害度は若干低かった．

原因疾患の性差について，頭部外傷は，交通事故，非交通事故とも3：1で男性に多く，交通事故による頭部外傷のピークは10〜20歳代，非交通事故による頭部外傷のピークは50〜70歳代である[4)]．脳血管障害は，くも膜下出血を除いて，70歳代まではほぼ2：1で男性に多い[5)]．高次脳機能障害の患者数の性差は，主な原因疾患である外傷性脳損傷，脳血管障害の性差と，おおむね同様の傾向を示す．

2．近年の当院における高次脳機能障害の相談症例

直近3年間（2018〜20年度）に当院の高次脳機能障害支援センターで対応した相談症例223名の背景をまとめた（**図2**）．性別は，男性79.4%（177名），女性20.6%（46名）と女性が少ない．年齢分布は，男性は50〜59歳，次いで60歳以上（60〜65歳・65歳以上）が多く，女性は30〜39歳，50〜59歳に小さなピークがある．原因疾患は，脳血管障害が男女とも過半数を占め，外傷性脳損傷は男性で約30%，女性は約20%であった．

近年，脳血管障害における高次脳機能障害の相談が全体に占める割合は高い．一方，外傷性脳損傷は，男性で多い傾向だが，原因疾患に占める割合は全体の1/4程度である．また年齢分布では，20歳代を中心とする若い年齢のピーク[2)]は明らかでない．単施設の支援センターにおける相談者の背景は，既報告の発症率調査[2)]と単純には比較できないが，高次脳機能障害に対する支援の普及啓発が進んだり，脳卒中後の自動車運転再開が注目されるなど，時代の変化を反映している可能性がある．

3．年代による特徴と留意点

若年者の高次脳機能障害は，外傷性脳損傷，また一定程度の割合で，もやもや病や動静脈奇形による脳血管障害や自己免疫性脳炎（抗NMDA（anti-N-methyl-D-aspartate）受容体抗体脳炎を含む）などが原因となる．就学，就労，結婚，子育てなどライフイベントが続く年代であり，ライフステージに応じて，しばしば就労，家事，子育てなど複数の新しいタスクに適応していくことが求められる．

中高年の高次脳機能障害は，年齢とともに増加する脳血管障害や，非交通事故の外傷性脳損傷などが原因となるほか，脳腫瘍患者の20〜80%に高次脳機能障害がみられるとの報告があり，リハビリテーション治療を行うことが強く推奨されている[6)]．仕事も家庭も，これまで築き上げたスタイルや実績があるなか，しばしばそのスタイルを変化させて再適応を必要とする．いずれも，精神障害者保健福祉手帳の申請，障害者総合支援法に基づくサービスの活用，障害年金などの支援制度を検討する．一方，高齢者では認知症など加齢が影響することがあり，各要素の正確な診断は難しい場合がある．症状に応じて，介護保険の活用など一般的な療養を行う．

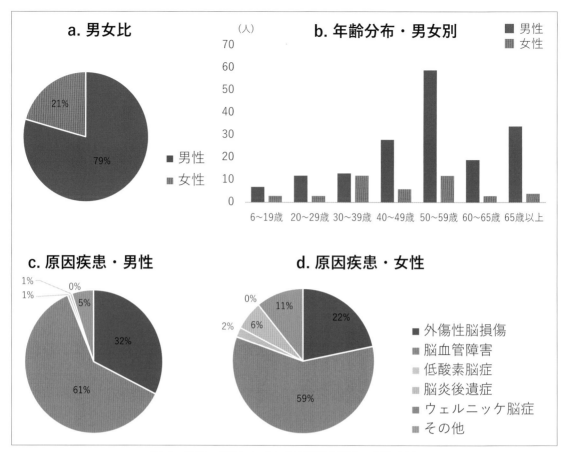

図 2. 近年の当院における高次脳機能障害の相談症例
a：男女比　　b：年齢分布・男女別
c：原因疾患・男性　　d：原因疾患・女性

「男女共同参画」や「治療と仕事の両立」が進むなか，性別を問わず，家事，結婚，子育て，介護など家庭生活・ライフイベントと就学就労について，個々に応じたバランスの良い支援が求められる．

症例：抗 NMDA 受容体抗体脳炎の 20 代女性

1．抗 NMDA 受容体抗体脳炎とは

抗 NMDA 受容体抗体脳炎は，2007 年 Dalmau らにより「卵巣奇形腫に随伴する傍腫瘍性脳炎」として当初報告され[7]，現在では性，年齢，奇形種の有無に関係なく発症し得る疾患とされる[8]．しかし，女性の発症率が 82％で年齢中央値は 21 歳と若年女性に多く，18 歳未満が 37％，45 歳以上は 5％と稀である．また，18～45 歳の女性では 58％に卵巣奇形種を認める．他の傍腫瘍性神経症候群と比べて，比較的良好な生命予後や機能予後が特徴とされる．一方，急性期治療後に高次脳機

能障害や症候性てんかんが社会復帰の問題になることがある．今回，当院で経験した抗 NMDA 受容体抗体脳炎に伴う高次脳機能障害の症例で，急性期からリハビリテーション治療を行い社会復帰した症例を紹介する（**図 3**）．

2．症例紹介

1）現病歴

21 歳，女性．大学 3 年生で 1 人暮らし．入院 3 日前より頭痛や体調不良を自覚し，母親とともに医療機関を受診するが大きな異常は指摘されず，自宅療養をしていた．その後，夜間不穏が出現して家族が救急要請し，当院脳神経内科に緊急入院した（第 1 病日）．入院時，GCS（Glasgow coma scale）E4V1M4，脳波検査では両側側頭葉にてんかん性放電があり，MRI 画像では造影 FLAIR（fluid-attenuated inversion recovery）で両側島皮質などに非特異的な高信号があり，脳炎の診断

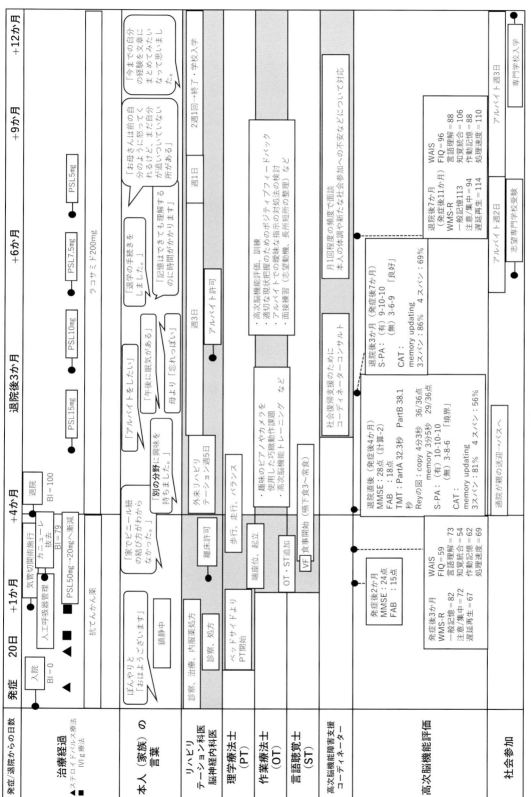

図 3.

57

表 1. COPM（Canadian occupational performance measure）の変化
初回評価：退院後 1 か月 　　 再評価：退院後 7 か月

作業遂行上の課題	重要度	遂行度		満足度	
		初回評価	再評価	初回評価	再評価
一人で外出をする	9	6	9	6	9
勉強をする	8	4	4	3	4
料理をする	8	6	7	5	7
アルバイトをする	7	7	9	3	5

でステロイドパルス療法，難治性てんかん重積に対する治療などが開始された．経過中に抗NMDA受容体抗体陽性が判明し，抗NMDA受容体脳炎の診断となった．卵巣奇形腫など腫瘍合併はなかった．

2）入院リハビリテーション治療（発症直後～）

第13病日に主科より当科へリハビリテーション訓練の依頼があり，廃用予防とADL向上目的にベッドサイドより理学療法（以下，PT）を開始した（BI＝0）．第14病日に難治性てんかん重積に対する治療のため，経口挿管および人工呼吸器管理となり，第34病日に気管切開を施行され，ベッド上の関節可動域訓練を中心に実施した．第54病日に人工呼吸器離脱可能となり，全介助で離床訓練を開始した．第60病日には徐々にコミュニケーションが可能となり，経口摂取の確立，ADL向上，高次脳機能評価・訓練のため，作業療法（以下，OT）・言語聴覚療法（以下，ST）を追加した（BI＝0）．

第75病日には座位耐久性が向上し，リハビリテーション室での訓練を開始した（BI＝79点）．病棟での食事・清潔動作の自立と付き添い歩行を目標に，PTは歩行訓練やバランス訓練，耐久性向上訓練，OTは上肢機能訓練や日常生活動作訓練，高次脳機能訓練，STは常食摂取へ向けて嚥下評価・訓練などを実施した．第90病日には常食自己摂取可能となり独歩も安定，試験外泊で自宅内ADLは問題がなかった（BI＝100点）．一方で高次脳機能評価は，第80病日にMMSE（mini mental state examination）24点，FAB（frontal assesment battery：前頭葉機能検査）15点と年齢に比して低下しており，主科で実施されたWMS-R（ウエクスラー記憶検査）では記憶や注意集中は障害～境

界域，WAIS-Ⅲ（ウェイス・スリー成人知能検査）では知識水準は障害域で，全般的な知能低下を認めた．以上より，自宅生活は可能であるが，早急な社会復帰は難しく，高次脳機能障害と社会復帰への支援が必要と診断した．本人家族と相談のうえ，第116病日に自宅退院後は，高次脳機能障害に対する外来OT訓練（週5日）を継続する方針とした．

3）外来リハビリテーション治療（退院直後（発症後4か月）～）（図3）

外来開始時の高次脳機能評価は，MMSE・FABで入院中より改善を認めたが，S-PA（標準言語性対連合学習検査）やCAT（標準注意検査法）では年齢別平均や標準偏差を下回る項目があった．

退院後1か月には自宅生活に慣れ，社会復帰に向けて具体的な目標を，COPM（Canadian occupational performance measure）[9]に基づき本人と検討した（表1）．そこで「アルバイトをしたい」「休学中の大学復帰ではなく，病気を契機にリハビリテーション医療の分野へ進路変更したい」と本人の希望があり，リハビリテーション科医，脳神経内科医，作業療法士，高次脳機能障害支援コーディネーター（兼公認心理師）の多職種チームで，その適性について，本人家族と面談や医学的検討を重ねた．また，外来OT訓練では，COPMの結果をもとに，趣味活動を活かした課題や高次脳機能訓練を実施しながら，徐々に訓練の減数（週3回）や，公共交通機関の利用（両親送迎からバス通院へ）など自宅中心の生活から社会参加の拡大をはかった．

退院後3か月の高次脳機能再評価にて，S-PA無関係は「良好」，CATも年齢標準偏差内へ改善し，てんかんを含む内科的コントロールも良好で

あることから，週1回からアルバイト開始を許可した．アルバイト開始当初，「このくらい」など曖昧な指示があった際に理解できず，混乱することがあり，訓練時に「担当者に具体的な数値を質問する」「手本を見学する」など，具体的な対処法を一緒に検討してフィードバックした．また，復学・就学については，医師やOT，公認心理師などの複数回の面談で本人や家族の意向を確認し，高次脳機能評価の改善，アルバイトへの高い適応能力を考慮して，総合的に進路変更の妥当性と対応能力があると判断した．

退院後5か月，リハビリテーション専門学校受験と就学を目標とする訓練を開始した．高次脳機能再評価やアルバイトへの適応は良好であるが，「記憶はできても，理解に時間がかかる」など自己評価はやや低い傾向がみられた．現状を適切に捉えられるよう高次脳機能評価や訓練，アルバイトに関するポジティブフィードバックを強化し，面接試験に備えた志望動機，長所短所の整理とプレゼンテーションなど実践的な訓練を実施した．

退院後6か月に専門学校の入学試験に合格し，退院後7か月の知能検査は正常範囲へと大幅な改善を認め，学業や就職など社会生活に堪え得る水準まで回復した．COPM再評価では，アルバイトや勉強（就学）は相対的に満足度がやや低いものの，課題自体の難易度を反映していると考えられ，退院後1か月と比較して全体的に満足度は向上した（**表1**）．専門学校進学までの期間，ステロイド薬は減量中止，外来OT訓練を減数（週1回）し，アルバイトは週3回へ増やし，さらなる社会参加の拡大が可能となった．

退院後12か月に専門学校入学，外来OT訓練は終了し，外来の定期診察のみ継続した．専門学校入学後の成績は良好で，現在は，リハビリテーション専門職の立場で，本人と同じ中枢神経疾患患者の就学就労を支援することを目標に勉学に励んでいる．

4）考 察

高次脳機能障害は，一般に身体機能よりも緩徐に回復することが知られ，長期的な視点を持ちリハビリテーション治療に取り組む必要がある．本症例も，身体機能は比較的早期に回復したが，退院時に高次脳機能障害は軽〜中等度残存し，約1年間の外来リハビリテーション治療で，今まで通っていた大学とは異なるリハビリテーション領域の専門学校へ入学するという社会復帰を実現した．高次脳機能障害者の社会復帰は，多職種の医療チームにより，本人家族の希望や就学就労の環境を考慮したうえで，医学的知見に基づき，適切なタイミングで必要なサポートを提供することが重要である．必要に応じて，学校の教員，職場の上司や産業医を含めたカンファレンスの実施も有用である．本症例は就学に向けた支援が中心であったが，患者の年齢や社会背景，重症度により，家庭生活やライフイベントに対する支援が必要となる場合もある．

本邦において，女性の進学率は，高校で96.8%，大学で49.1%と，男性とほぼ同程度か僅かに少ない程度である．女性の就業率は，25〜29歳代で82.1%と高く，女性の就業率が向上しており[10]男女共同参画が進んでいる．また，がんや脳卒中，心疾患において治療と仕事の両立が注目される．現在，高次脳機能障害患者の復職相談は男性が多い傾向にある[11]が，今後は女性の就学就労に関する相談も増加すると予想され，さらなる支援の充実が望まれる．

文 献

1）蜂須賀研二ほか：日米における高次脳機能障害者支援の現状 日本の高次脳機能障害者の発症数．高次脳機能研究，31(2)：143-150，2011．

2）蜂須賀研二ほか：高次脳機能障害 高次脳機能障害の発症率とリハビリテーション医療の必要性．*Jpn J Rehabil Med*，49(5)：214-219，2012．
Summary 福岡県における高次脳機能障害発症の調査で，Web調査および公的障害認定に基づく調査の2つの方法で実施された．

3）高次脳機能障害情報・支援センター：高次脳機能障害支援モデル事業5年間のまとめ（地方支援拠

点機関連絡協議会), 2006.

4) 小野純一ほか：頭部外傷データバンクに登録された重症頭部外傷の検討　交通事故例の疫学的・臨床的特徴. *Neurosurg Emerg*, **9**(2)：103-108, 2004.

5) 井川房夫, 加藤庸子：性差医学・医療の進歩と臨床展開(Vol. 3)　脳卒中(脳梗塞, 脳出血, くも膜下出血)の性差. 医のあゆみ, **260**(4)：321-326, 2017.

6) 日本リハビリテーション医学会／がんのリハビリテーション診療ガイドライン改訂委員会：がんのリハビリテーション診療ガイドライン 第2版, 金原出版, pp. 197-200, 2019.

7) Dalmau J, et al：Paraneoplastic anti-N-methyl-D-aspartate receptor encephalitis associated with ovarian teratoma. *Ann Neurol*, **61**(1)：25-

36, 2007.

8) 飯塚高浩：自己免疫性脳炎およびその類縁疾患における最近の進歩. 臨神経, **59**(8)：491-501, 2019.

9) Law Mary C, et al：吉川ひろみ(訳), COPM：カナダ作業遂行測定 第3版, 大学教育出版, 2007.

10) 内閣府男女共同参画局：男女共同参画白書(概要版), 2018. 〔https://www.gender.go.jp/about_danjo/whitepaper/h30/gaiyou/index.html〕(2021年10月30日閲覧)

11) 豊岡志保ほか：高次脳機能障害. *Jpn J Rehabil Med*, **54**：347-350, 2017.
Summary　山形県高次脳機能障がい者支援センターにおける支援の流れと相談者背景について, ジェンダーの視点から検討した文献.

MB Med Reha **No.275**：61-68, 2022

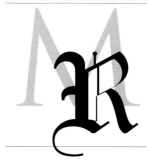

特集／女性とウィメンズヘルスとリハビリテーション医療

女性切断者のジェンダーと
リハビリテーション診療の特徴と課題

藤原清香[*1]　柴田晃希[*2]

Abstract　切断者のリハビリテーション治療において，切断への対応とともに，女性切断者特有の課題などを中心に，実際の生活や社会における QOL の向上を目指すために重要な内容について紹介する．リハビリテーション治療目標としては，上肢切断者においては機能的な補完とともに，QOL の向上に貢献することであり，下肢切断者においては義足の使用により機能的な移動能力と自立度が向上することが重要となる[1]．しかし，実際の切断者の割合は女性に比して男性が多いことから，女性切断者に特有の事情などについては十分に明らかになっていないことも多い．本稿では女性とウィメンズヘルスの観点から，女性特有の課題としての義肢の審美性や妊娠出産など，切断者のリハビリテーション医療にかかわる内容について紹介する．

Key words　切断者(amputee)，義足(lower limb prosthesis)，義手(upper limb prosthesis)，装飾義肢(cosmetic prosthesis)女性(female, women)

はじめに

上肢・下肢切断のリハビリテーション治療として，女性特有の特徴や課題については知られていないことも多い．また，女性切断者に着目した調査研究は非常に少ない．女性切断者のリハビリテーション治療においては，切断への対応とともに，女性特有の特徴や課題にも考慮することが，実際の生活や社会における QOL の向上を目指すために大切なポイントとなる．

医療における治療目標として，上肢切断者では失った上肢機能を補完することで QOL の向上を目指し，下肢切断者では義足の使用により機能的な移動能力と自立度の向上を目指す[1]．切断後は自立性の向上，機能性の回復，生活の質の向上の目標を達成するために，義肢の処方や適合・製作，理学療法や作業療法などのリハビリテーション治療が重要となる．

国際生活機能分類(international classification of functioning, disability and health；ICF)において性別は「個人因子」に分類され，本人の年齢，体格，職歴，情緒などと同じ項目として挙げられる．個人因子としての性別は，切断者の生活機能やリハビリテーション治療を考慮するうえで，女性特有の事象が様々な影響を与える．

本稿では女性とウィメンズヘルスの観点から，女性特有の課題としての妊娠出産など，女性切断者のリハビリテーション医療にかかわる内容について紹介する．

切断者の男女比

女性よりも男性は末梢動脈疾患がより重症化しやすく，切断者に男性の割合が高い原因と考えられている[2]．Davie-Smith ら[3]は，性別は下肢切断

[*1] Sayaka FUJIWARA，〒 113-8655 東京都文京区本郷7-3-1　東京大学医学部附属病院リハビリテーション科，講師
[*2] Teruki SHIBATA，株式会社田沢製作所

レベルに影響を与え，より高位レベルでの切断は女性に比べて男性のほうが有意に多いとしている．さらに，このような性別の影響は下腿切断と大腿切断でともに認められ，糖尿病を合併する群でより顕著になると述べている．

日本においては，2008 年に厚生労働省が発表した統計[4]で，上肢切断者 8.2 万人，下肢切断者は 6.0 万人となっている．しかし，この調査において切断者の男女比については報告されていない．男女比の内訳例としては，国立身体障害者リハビリテーションセンター補装具製作部において，1979 年 7 月～2007 年 3 月までの 28 年間で，義肢製作対象となった上肢・下肢切断者の男女比は，男性 661 名（73%），女性 244 名（27%）であった[5]．

2008～10 年の 3 年間の宮城県における切断発生件数は，男性 96 件，女性 37 件と報告されており[6]，全国の更生相談所における更生用義足の新規処方例を調査した 2010 年の報告では，男女比は 3.2：1 とされている[7]．上肢切断患者の多くは若年男性が占め，その男女比は 2.23：1 であったとするイスラエルの報告がある[8]．

国内では切断理由が外傷や労働災害によるものが多いことなどから，近畿地区の男性 352 人（82%），女性 75 人（18%）[9]という報告や，北海道の男性 77 名（77%），女性 23 名（23%）という報告[10]がある．以上の調査結果により，上肢・下肢切断者ともに男性に比べて女性の比率が低いことがわかる．

ボディーイメージ・幻肢痛・義肢の満足度

幻肢痛と性別との関係に有意差はないとした報告[11][12]がある一方で，幻肢痛の強度は男性に比べて女性で高いとした報告もある[13]．Murray ら[14]は，ボディーイメージと義肢の満足度と幻肢痛との関係性について男女差に着目した調査を行っている．男性は家族を経済的に支え続けることや，高い活動レベルを維持できることなど，義肢の機能的側面を重視している．一方で女性は女性らしさの維持のために，女性らしい服装（スカートや

ハイヒール）ができることや，リアルに近い義肢の外見などの「審美性」の側面を重視するとしている．さらに，女性は男性に比べて切断により変化した身体の受容に困難を伴うことが多く，そのことを補うために義肢への審美性を重視しているとも述べている．そして，このボディーイメージの崩壊が幻肢痛をより多く経験している理由なのではないかと考察している．

女性切断者の義肢装着の成功率

Singh ら[15]は，義足装着の成功率は男性（68.6%）に比べて女性（42.9%）が有意に低い（p＝0.011）ことを報告しており，性別は義肢装着の成功にかかわる独立した因子であるとしている．下肢切断者の不安症状と抑うつ症状の有病率は，それぞれ 37% と 20% とするヨルダンの報告があり，女性は男性よりも下肢切断後に不安症状や抑うつ症状に悩まされているということを述べている[16]．実際に義肢にかかわる臨床診療の場面で，女性特有の課題について明確な指標を示したリハビリテーション治療が行われることは少なく，また，患者同士での交流は人数の少なさなどから，情報共有なども限界があるのが実情である．こうしたことが義肢装着の成功率の低さに影響を及ぼしていると考えられる．

就労と社会参加

Whyte ら[17]は，切断後に女性は男性よりも就労しない割合が多く，この傾向は高齢者において，より顕著になることを述べている．また，男性切断者は一般的に女性よりも健康関連 QOL（HR-QoL）のスコアが良いとされる．これは社会的孤立が少なく，対処能力が高く，活動レベルが高く，身体的障害が少ないことを示している[18]．就労や社会参加のため，切断者自身が義肢を導入する必要に迫られることで，義肢の導入の成功率も大きくなる．これは慣習や文化の違いもあると思われるが，家族を支えるためにも復職する必要性があると考える男性は，当然義肢の必要性が増す．一

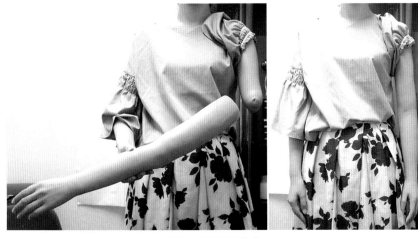

図 1. 装飾用義手
左上腕切断の女性への装飾用上腕義手. 切断により失った上肢の形状
のみならず, 質感や色味をよりリアルに近づけることができる.
((株)佐藤技研　佐藤哲也氏より写真提供)

方, 現状では相対的に就業率が低い女性の場合は, 就労をしていたとしても非常勤雇用が多かったり, 業務内容などの変更も含めて最終的に離職を決断することにより, 家庭内作業を主たる生活活動としてシフトする選択をすることが容易に想像される.

このように女性切断者においては, 就業率の低さや復職にあたっての課題などにより, 社会とのかかわりが減少した結果, QOL が男性と比較して低くなることにつながると考えられる. 今後, こうした観点からも女性切断者への義肢導入による QOL 向上のために, どのようなアプローチが望ましいのかを考えていく必要がある.

義肢機能としての審美性

1. 義手

義手は切断により失った上肢機能を補うことを目的に使用される. 切断者の生活や職業を踏まえたうえで, そのニーズに合った義手を適用することがまず大切である. 上肢は他人の目に触れやすい身体部位でもあり, 日本では特に装飾用義手が処方される割合が多いといわれている. 装飾用義手は手の外見や形状を補うことを目的とした義手であり, そのなかでも審美性が高いシリコーン製の義手は, 特に対人的な仕事をしている切断者に

は有用とされている[19]（図 1）. 装飾用義手でも押さえたりひっかけたりする動作は可能で, タイピングなどの特定の活動にも使用することができる[19]. そのため, 両手動作において装飾用義手を装着した患側を, 健側手の補助手として限定的ではあるが活用することができ, 日常生活上の現実的な選択肢として提供されるべき[20]とされる. 装飾用義手の爪にマニキュアを塗って笑顔になる女性切断者も多く, こうしたおしゃれに配慮した義手のニーズは, 女性の場合はより高いと考えて良いだろう.

小児の上肢切断についての長期的な追跡調査では, 多くの片側の先天性前腕切断児が, シンプルで低コストな受動義手をその審美性から使用している. さらに, より活動的に社会に参加するために, 上肢切断児は様々な義手を使用すべきであり, これにより先天性四肢形成不全のある上肢に, 審美性とともに高い機能性を持たせることができるとしている[21].

義手の手先具や肘継手の操作を随意的に行うことができる義手として, 筋電義手と能動義手がある. 筋電義手は随意的な把持機能に加え, 装飾性も兼ね備えた義手である. 一方で精密機械となるため, 水場での使用など取り扱いに注意を要し, また高額でもある. 能動義手は日常生活における

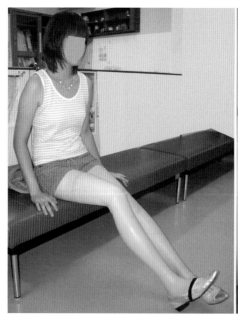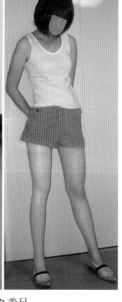

図 2. リアルコスメティック義足
義足の仕上げにシリコン性カバーを取りつけた義足で，
外観の高い審美性が得られる．
（鉄道弘済会　臼井二美男氏より写真提供）

実際の手作業に対して高い有用性を持った義手である．日本では女性切断者の場合，特に能動義手をその外観から忌避する傾向があり，能動フックは「不恰好である」「不気味である」「女性には適さない」といったような固定観念がいまだに専門職の間に根強く残っているとの指摘もある．また，能動義手の処方が少ないのは，医療者側の義手に対する誤った捉え方があることも影響している[22]．能動義手は仕事や家事など，高い巧緻性を求められる作業を行える機能も有し，片側上肢切断者であれば健側手の補助手として十分に活用できる義手である．能動義手の操作は健側上肢帯，体幹と患側残存肢の動きをハーネスやケーブルに伝えることで行うため，特に肩義手においては，女性の場合はバストの形状によりソケットデザインやハーネスの走路を検討する必要がある．将来的に能動義手は軽量で外観性の良いものが求められており，装着感の良いハーネス，コスメティックグローブの改良などの課題の解決が期待されている[23]．

2．義足

義足の目的は機能的な移動能力と自立度の向上である．義足のソケットや構成部品については，義足歩行に対する機能的側面や，残存する身体機能，解剖学的側面から検討し処方する．臨床場面において女性切断者からは，より正常歩行に近い歩容の獲得や，身体とソケットとの境目での段差の軽減，美しい義足の外観や形状についての要望を受けることが多い．そのため義足のデザインについては，歩行への機能を十分に維持したうえで衣服を制限しないためのデザインや，見た目に美しい外観などについての工夫を行っている．Marlo Ortiz 氏によって発表された大腿義足のMAS ソケットは，特徴的な形状とトリミングラインにより，殿部のヒップラインを健側と同様に保つことができ，外観が良いソケットデザインとされている[24]．

おしゃれをしたいと考える女性は多く，ファッションとして短いスカートや短パンなど足を出して着たいと考えるのは至極当然のことである．義足の外観はその構造やソケット形状に影響を受けるが，下肢を露出させるファッションの際に，自信を持って足を露出できるのも嬉しい気持ちになるだろう（図2）．また，義足はヒール高の異なる

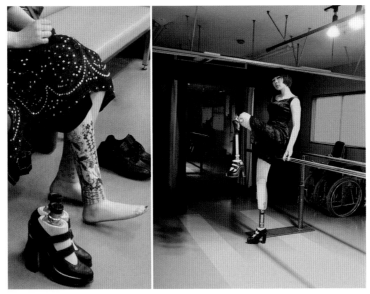

図 3. ハイヒール用の義足足部

a：ハイヒール用の義足足部
　写真手前の義足足部はヒール高 9 cm のハイヒール用の義足足部.
　本患者はファッションに合わせて義足足部を自分で交換し，使用
　している.
b：©Mari Katayama "high heels" 2012
　片山真理：現代アーティスト.両側脛骨形成不全のため，9 歳時に
　両下肢切断となり義足を装着している.2011 年より「ハイヒール
　　プロジェクト」をスタートし，歌手やモデルとしてハイヒールを履
　　き，ステージに立っている.
　2020 年 第 45 回木村伊兵衛写真賞を受賞.

靴を履き替えることでアライメントが変わり，こ
れが歩きにくさの原因となる.女性ではヒール高
の異なる靴を履きたいという要望は多い.そのよ
うな場合には差高を調整できる義足足部を用いる
ことで，ヒール高に影響を受けることなく義足を
使用することが可能となる.また，ハイヒール用
の義足足部もある(**図 3**).

　近年では SNS などのメディアの影響もあり，社
会における義肢の認知度も向上している.それに
伴い義肢に対する「審美性」についての認知や受容
の変化を感じる.個々の女性が抱く義肢への審美
性は異なっていて当然である.義肢の外見をより
リアルに近づける要望が強い女性がいる一方で，
義肢の外装を外し，デザイン性の高いソケットと
義肢の機械的な外見を表に出すことを自己表現の
1 つとして考える女性も増えてきている.2014 年
に発刊された写真集「切断ヴィーナス」(白順社)

は，まさに女性下肢切断者の審美性の追求に応え
る活動のなかで，義足の女性らの写真を公開して
いる.切断者のリハビリテーション治療において
は，切断により失った身体機能を補うための義肢
機能と同様に，「審美性」という機能に対しての満
足度も向上させることが，義肢装着の成功率を向
上させる要因の 1 つとなると考える.

女性切断者への診療提供における配慮

　実際に切断者にとって義足が装着できないこと
は，社会のなかでの参加制約や活動制限に直結
し，QOL を低下させることになる.仕事や通勤な
どの手段として義足が必要であることに性的な差
はないといえる.しかし，男性と女性の身体的な
差がある以上，切断や義肢に関するリハビリテー
ション医療そのものに性別による配慮を要する.
女性切断者に対する義肢の処方と製作には，個人

のQOLや心理社会的背景，ライフステージなど，女性であることにも考慮した対応や全人的な視点が求められる.

特に女性切断者は，切断により変化した身体への受容が難しい一面があることを考えれば，診察や義肢の採型，適合などの臨床場面においても少なからず抵抗を感じる場面もあると思われる. 特に肩離断や大腿切断，股離断などの高位レベルでの切断において，こうした懸念が増大することがある. また，女性特有の症状や身体的特徴を含め，社会環境など義肢装着を諦めやすいような事情がある可能性もある. 特に月経の時期に行う大腿義足や股義足などの採型には，手技を行う義肢装具士や，それにかかわる医療関連職種からの心理的側面への配慮を行うことが大切である. 場合によっては月経の時期を避けた日程調整を行うことも考える必要がある. このような女性特有の事象について，本人から男性の医療関連職者に対して伝えにくい場面もあると思われる. そのため切断や義肢にかかわるリハビリテーション医療においては，多職種連携からなるチームとして対応し，それにかかわる女性の専門家からのアプローチも有用であると考える.

月経周期や妊娠による影響

切断術後の断端は形状，容積ともに著しく変化し，断端が成熟したと考えられるのは術後12〜18か月の間といわれる. それ以外にも日内変動を含めた断端容積の変化が起こる. 日中の断端容積の変動量は，合併症，義肢の適合性，活動レベル，周囲の状況，体組成，食習慣，およびその他の要因の影響を受けると考えられる. なかでも体組成，食習慣，および女性の場合は月経周期による影響は大きい[25]. 下肢切断者の断端容積の変化に伴う断端周径の変化は，義足ソケットの不適合の原因となる. ソケットの不適合は断端の痛みや歩きにくさといった生活機能への阻害因子となり，切断者のQOLの低下をまねく要因となる. そのため，特に月経周期がある女性に生じる断端周径

の変化ついての調査も国内で取り組まれている[26].

下肢切断者が妊娠した場合は，妊娠による下肢血流のうっ滞や，妊娠後期などは体重と体脂肪量の増加に伴い義足不適合が生じ得る. 特に股義足使用者の場合，腹囲の拡大によるソケット不適合が避けられない. これに対してマタニティ用の義足(**図4**)を製作することができる. 妊娠した場合には短期間での体型変化が生じるために，公的支給の申請を行うことでマタニティ用の義足製作が可能である. ただし，妊娠中期以降は頻回にソケット調整を行ったり，また妊娠後期には腹囲の拡大に伴う歩行時の重心位置の変化が生じたりするため，頻回に義足のアライメント調整も必要になる.

女性切断者に対する支援活動

2020年に設立されたNPO法人ハイヒール・フラミンゴは，下肢切断者も，義肢装具士もその男女比に大きく偏りがあることから，義足の開発やサポート内容が男性中心である現状に対し，女性の下肢切断者のために設立された団体である. 障害を抱えたことで疎外感を感じ，自ら社会と距離を置く女性も多い. また，義足に関する情報からも切り離されていることが多いという現状に対し，女性切断者が義足に対して求める審美性や心理社会的な課題など，個々の悩みを共有できる貴重な活動となっている.

さいごに

東京2020パラリンピック大会で活躍したパラアスリートらは，障害者ではなく秀でた運動能力を持ったアスリートであることを日本の社会に対して示してくれた. 今後の日本の社会のなかで女性切断者に対してより適切な配慮がなされ，当事者が切断者であることをより受け入れやすく，また社会の一員として積極的に活動できるよう，我々医療従事者が専門職としてより良い支援を提供していける体制が整っていくことを願っている.

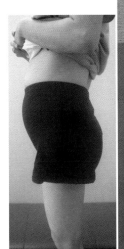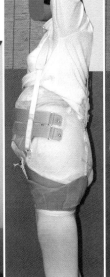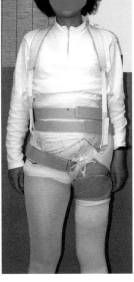

図 4.
マタニティ用の股義足
妊娠5か月頃から装着，出産後まで使える
ソケット形状と，出産まで拡大する腹囲に
合わせてベルトの調整ができるように
なっている．
(鉄道弘済会　臼井二美男氏より写真提供)

文　献

1) 澤村誠志：第Ⅱ章　4．切断者のリハビリテーション．澤村誠志ほか(編)日本義肢装具学会(監修)：義肢学　第3版, 医歯薬出版, 2015.

2) Lopez-de-Andres A, et al：National trends in incidence and outcomes in lower extremity amputations in people with and without diabetes in Spain, 2001-2012. *Diabetes Res Clin Pract*, 108(3)：499-507, 2015.

3) Davie-Smith F, et al：The impact of gender, level of amputation and diabetes on prosthetic fit rates following major lower extremity amputation. *Prosthet Orthot Int*, 41(1)：19-25, 2017.

4) 厚生労働省社会・援護局障害保健福祉部企画課：平成18年度身体障害児・者実態調査結果, 2008, 〔https://www.mhlw.go.jp/toukei/saikin/hw/shintai/06/dl/01.pdf〕

5) 中村　隆：補装具製作部における切断者の調査とその傾向　義肢装具士の製作記録から. 国立身障者リハセンター研紀, 28：93-103, 2008.

6) 樫本　修ほか：最近の義肢治療. *Jpn Rehabil Med*, 50：635-638, 2013.

7) 樫本　修ほか：全国身体障害者更生相談所処方調査からみた義足使用者の現状. 日義肢装具会誌, 32(4)：285-287, 2016.

8) Dudkiewicz I, et al：Evaluation of prosthetic usage in upper limb amputees. *Disabil Rehabil*, 26(1)：60-63, 2004.

9) 川村次郎ほか：上肢切断者の現状と動向　近畿地区におけるアンケート調査から. リハビリテーション医学, 36(6)：384-389, 1999.

10) 安江留理子ほか：北海道の上肢義肢の装着状況に関する調査. 北海道リハビリテーション学会雑誌, 24：63-67, 1996.

11) Jensen TS, et al：Immediate and long-term phantom limb pain in amputees：incidence, clinical characteristics and relationship to pre-amputation limb pain. *Pain*, 21(3)：267-278, 1985.

12) Kooijman CM, et al：Phantom pain and phantom sensations in upper limb amputees：An epidemiological study. *Pain*, 87(1)：33-41, 2000.

13) Weiss SA, et al：Phantom limb pain and etiology of amputation in unilateral lower extremity amputees. *J Pain Symptom Manage*, 11(1)：3-17, 1996.

14) Murray CD, et al：Body image and prosthesis satisfaction in the lower limb amputee. *Disabil Rehabil*, 24(17)：925-931, 2002.

15) Singh R, et al：Gender differences in amputation outcome. *Disabil Rehabil*, 30(2)：122-125, 2008.
　Summary　切断術後の義足の装着が成功する要因について調査・解析し, 性別は成功における独立した有意な因子であるとした.

16) Hawamdeh ZM, et al：Assessment of anxiety and depression after lower limb amputation in Jordanian patients. *Neuropsychiatr Dis Treat*, 4(3)：627-633, 2008.

17) Whyte AS, et al：A preliminary examination of the relationship between employment, pain and disability in an amputee population. *Disabil Rehabil*, 24(9)：462-470, 2002.

18) Demet K, et al：Health related quality of life and related factors in 539 persons with amputation of upper and lower limb. *Disabil Rehabil*, **25**（9）：480-486, 2003.

19) Burger H, et al：Partial hand amputation and work. *Disabil Rehabil*, **29**(17)：1317-1321, 2007.

20) Fraser CM：An evaluation of the use made of cosmetic and functional prostheses by unilateral upper limb amputees. *Prosthet Orthot Int*, **22**（3）：216-223, 1998.

21) Crandall RC, et al：Pediatric unilateral below-elbow amputees：retrospective analysis of 34 patients given multiple prosthetic options. *J Pediatr Orthop*, **22**(3)：380-383, 2002.
   Summary 先天性上肢切断児の日常生活や遊びを通した参加制約の解決方法として，機能のある各種義手の有用性について示している.

22) 中島咲哉，古川　宏：義手の処方・製作状況から見た実態：10年間で何が変わったか. 日義肢装具会誌，**15**(4)：349-353，1999.

23) 福井信佳ほか：能動義手の現状と課題. 保健医療学雑誌，**5**(2)：83-94，2014.

24) 田澤英二，長倉裕二：第Ⅳ章　義足. 4. 義足. 澤村誠志ほか（編）日本義肢装具学会（監修），義肢学　第3版，医歯薬出版，2015.

25) Sanders JE, et al：Residual limb volume change：systematic review of measurement and management. *J Rehabil Res Dev*, **48**(8)：949-986, 2011.

26) 佐藤未希：【断端の周径変化に対するソケットのアプローチ】断端周径変化量が義足ソケットの適合に及ぼす影響（解説／特集）. PO アカデミージャーナル，**26**(2)：5，2018.

MB Med Reha No.275：69-73, 2022

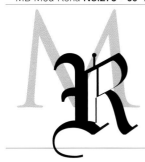

特集／女性とウィメンズヘルスとリハビリテーション医療

ウィメンズヘルスと急性期の リハビリテーション診療

三上靖夫[*1]　西郊靖子[*2]　久保秀一[*3]　山端志保[*4]

Abstract　月経随伴症状や更年期障害, 老年期のエストロゲン分泌低下は, 疾患の急性期に様々な影響を及ぼすことがある. 女性患者のリハビリテーション診療を担当する場合, 配慮を要することがあり, 基本的事項は知っておく必要がある. 特に, エストロゲン分泌低下がまねく骨粗鬆症があると, 軽微な外力でも骨折が生じることがあり, あらゆる疾患, 障害, 病態に対する急性期リハビリテーション治療のリスク因子になることがある. 妊婦のリハビリテーション治療を担当する機会は多くはないが, 母子の安全を第一に考えた治療が必要であり, 産婦人科医との連携が重要である. 婦人科領域のがんや乳がん患者は, 急性期病院から自宅退院となることが多い. 周術期のリハビリテーション治療から退院後の生活指導に至るまで, 果たすべき役割は大きい. 実施された術式を理解したうえで適切な治療法を選択し, 不安な患者に寄り添った治療を行う必要がある.

Key words　エストロゲン(estrogen), 骨粗鬆症(osteoporosis), 乳がん(breast cancer), リンパ浮腫(lymphedema), ガイドライン(guidelines)

はじめに

リハビリテーション診療を行ううえで, 女性の身体の構造やホルモン分泌によって生じる心身の変化を知っておく必要がある. 急性期では, 身体的・精神的ストレスがホルモン分泌に影響を与えることや, エストロゲンの分泌低下による骨粗鬆症がリハビリテーション治療のリスク因子になることがある. 本稿では, 急性期のリハビリテーション診療における女性患者の診療上の注意点を概説する.

月経随伴症状

月経1週間前頃より症状を呈する月経前症候群

と, 月経期間中に生じる月経困難症は, 多くの女性が自覚しているとされている. 月経前症候群は女性ホルモンの分泌が発症に大きく関与しており, 月経困難症は子宮収縮作用を持つプロスタグランディンの過剰分泌が関与している. いずれも下腹部の疼痛に加え, 頭痛や腰痛, イライラ感や抑うつ傾向が強くなる.

担当医や療法士は, 思春期から閉経前の女性がリハビリテーション治療時に, 原疾患に関連しない体調の変化をきたしていることに気づいた場合, 月経随伴症を念頭に置かねばならない. 事前に, 患者の月経の周期まで把握できていない場合が多く, 月経に随伴する症状であることを患者自身や病棟看護師から聞いていれば対応できるが,

[*1] Yasuo MIKAMI, 〒602-8566 京都府京都市上京区河原町通広小路上る梶井町465　京都府立医科大学大学院リハビリテーション医学, 教授／同大学附属病院リハビリテーション部, 部長
[*2] Yasuko NISHIOKA, 同大学大学院リハビリテーション医学, 講師
[*3] Shuichi KUBO, 同大学附属病院リハビリテーション部, 副部長
[*4] Shiho YAMABATA, 同, 係長

知らないと配慮が行き届かないことがある．状況
によっては，運動療法の負荷の軽減や方法の変
更，中止を考慮すべきである．

更年期障害

閉経の前後5年の10年間を更年期と呼ぶ．更年
期に生じる様々な症状のなかで，器質的な変化に
よらない症状を更年期症状と呼び，そのなかでも
症状が重く，日常生活に支障をきたす症状を更年
期障害と呼ぶ．エストロゲンの分泌が低下してい
く過程で分泌が不安定となり，自律神経の乱れに
よって血管が拡張することで，ほてりやのぼせ，
発汗などが生じる．めまいや動悸，頭痛や腰痛，
気分の落ち込みやイライラ感など，多彩な症状が
起こる．

急に顔や上半身が熱くなったり，発汗が止まら
なくなる状態はホットフラッシュと呼ばれ，更年期
障害の代表的な症状の1つである．疾患の急性期
や周術期の患者は，不安や疼痛により精神的スト
レスを抱えていることが多い．こうした精神的緊
張がトリガーになることがあり，訓練がストレス
になることなく，患者がリラックスした状態で訓
練室に来られるよう普段から心がける必要がある．

老年期

閉経後は加齢に伴うエストロゲンの慢性的欠乏
によって，エストロゲンの分泌が低下する．エス
トロゲンは破骨細胞の働きを抑えることで，骨吸
収の抑制作用がある．加齢によりエストロゲン分
泌が低下すると，骨吸収が進み，骨量は減少して
いく．また，筋力やバランス機能も低下することに
より，転倒しやすくなり骨折が生じることが多い．

骨粗鬆症の有病率について，我が国の大規模住
民コホート研究で報告されている[1]．参加者（40歳
以上）における骨粗鬆症の有病率は，腰椎（L2〜
4）：男性3.4%，女性19.2%，大腿骨頚部：男性
12.4%，女性26.5%であった．高齢になるほど男
女差がより明確になり，70〜79歳では，腰椎：男
性3.6%，女性29.8%，大腿骨頚部：男性22.3%，

女性42.9%，80歳以降では，腰椎：男性7.4%，
女性43.8%，大腿骨頚部：男性13.0%，女性
65.1%であった．リハビリテーション治療を受け
る多くの高齢女性患者が骨粗鬆症を持っている
ことが予想できる．すでに骨粗鬆症の診断を受けて
治療を受けている症例もあるが，未治療の骨粗鬆
症患者も多い．訓練室や病棟内での転倒により骨
粗鬆症に発生しやすい四大骨折である，脊椎椎体
骨折，大腿骨近位部骨折，橈骨遠位端骨折，上腕
骨近位端骨折などを受傷する可能性がある．骨強
度の低下した患者に運動療法を行うことで脊椎椎
体骨折が生じることもあり，通常の訓練プログラ
ムを施行し，特段の外力が加わっていないにもか
かわらず，入院中に腰痛が生じ，画像検査で椎体
骨折を確認することは珍しくない（**図1**）．過去の
骨折歴や円背の存在は，骨粗鬆症の併存を念頭に
置いて対応すべきである．また，転倒予防のプロ
グラムとして，体幹筋や股関節の伸展筋力の強
化，股関節可動域の確保が必要である．

妊娠・出産

疾患別リハビリテーションの対象疾患である患
者が妊娠中であった場合は，配慮が必要である．
妊娠中は，胎児の成長に伴う子宮の重さに対応す
べく腰椎は前弯が強くなり，しばしば腰痛の原因
となる．妊婦の腰痛発生率は半数以上との報告も
あり，日常生活に支障をきたすことも多い[2]．体
重の増加によって下肢関節や足部の筋への負担が
増し，膝関節部痛や足部アーチの変化に伴う足部
痛が生じることもある．胎児の成長に伴い，子宮，
胎盤，胎児に血液を十分に送るために，心拍出量
は増加する．

妊婦に運動療法を行うときは，胎児と母体が安
全な状態であるか，産科医の許可を得てから開始
する．患者の身体機能は妊娠前とは異なってお
り，どのような変化が起こっているかを念頭に置
き，バイタルサインのチェックを怠らず，訓練を
すすめる．体調に変化があったときに対応できる
よう，産科医との連携は必須である．妊娠中の適

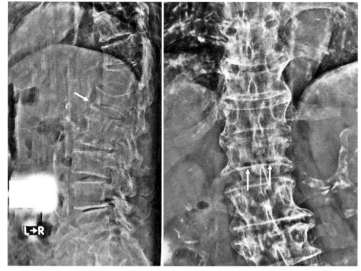

図 1．脳卒中で入院加療中に腰椎圧迫骨折を受傷した症例
（79 歳，女性）

小脳梗塞で入院し，リハビリテーション治療を開始した後に明らか
な誘因なく腰痛が生じた．第 1 腰椎圧迫骨折と診断された．
2 年前に第 12 胸椎圧迫骨折の既往があった．

度な運動は，身体機能を維持し過体重を防ぐため
にも重要である．しかし，過度な運動は，胎児の
低酸素状態につながって成長に影響を及ぼしかね
ない．そのため，患者の評価と産科医との連携は
欠かせない．呼吸機能は横隔膜の上昇と胸郭の動
きの制限により若干低下し，呼吸苦や易疲労性を
きたしやすいことも知っておかねばならない．

出産後は，全身状態が妊娠時とは異なるほか，
疼痛が加わることも多い．また，新生児との生活
は，昼夜問わぬ授乳やおむつ交換，啼泣により心
身ともにストレスが高まることもあり，心情の変
化への対応にも迫られる．

分娩，特に経腟分娩や出産回数は下部尿路症
状，特に腹圧性尿失禁，骨盤臓器脱の重要なリス
ク因子である[3]．女性下部尿路症状に対し，理学
療法と膀胱訓練を組み合わせた行動療法統合プロ
グラムは，診療ガイドラインで推奨されている
（推奨グレード A）[4]．理学療法の内容として，骨
盤底筋訓練，バイオフィードバック訓練，電気刺
激療法などがある．分娩時には，胎児が産道を通
過する際になんらかの骨盤底支持組織の弛緩や損
傷が生じる．骨盤底支持組織の機能低下が尿失禁
をまねくので，理学療法によって骨盤底筋を強化

し，体位変換時の腹圧をコントロールする必要が
ある．

そのほか，妊娠初期であればつわりに対し，後
期であれば，腹部の張りや頻尿に対し配慮が必要
である．

メンタルヘルス

女性は男性の 2 倍程度，うつ病になりやすいと
いわれており，うつ病が女性に多いことは，世界
的な傾向ともいわれる．その原因として，思春期
における女性ホルモンの増加，妊娠・出産など女
性に特有の危険因子のほかに，社会的背景などが
考えられている．痛みをはじめとする身体症状が
前面に出ることが多く，注意を要する．特に，月
経随伴症状や更年期障害では，イライラ感や抑う
つ症状が生じやすいことは前述の通りである．

毎日，時間をかけて接する理学療法士や作業療
法士に，様々な悩みを打ち明けることがよくあ
る．疾患の急性期や周術期は，自身の病状の見通
しや，家庭や仕事のことが気になり，精神的に不
安になりやすい．話の腰を折ることなく，即座に
レスポンスするよりも，傾聴し，寄り添う姿勢を
みせることが重要であり，得た情報は看護師や担

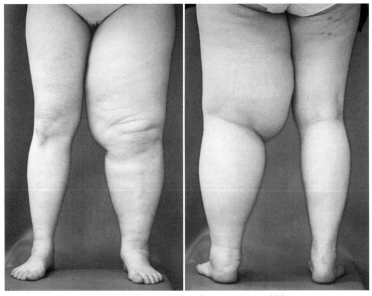

図 2. 卵巣がん術後の左下肢リンパ浮腫

当医師と共有する.

がんリハビリテーション

　がんの術後患者が回復期の施設へ転院すること
は少ない．周術期から退院後の生活指導まで，急
性期病院でリハビリテーション診療を行うことが
多い．患者の評価を行い，リハビリテーション治療
でどこまで対応できるか，治療計画を説明し，理
解を得たうえで治療を開始する．周術期では，患
者は予後や術後の化学療法，退院後の生活につい
て不安を抱えていることが多く，毎日時間をかけ
て対峙する療法士には心理面への対処も迫られる.
　術前には，両側の全関節の可動域と筋力，上
腕・前腕，大腿・下腿の周囲計を必ず計測してお
く．また，退院後にどのような負担がかかるかを
知っておくために，家族構成と家庭内での役割,
仕事の内容などを把握しておかねばならない.

乳がん

　乳がん術後に，リハビリテーション治療での対
応を求められるのが，肩関節可動域の改善とリン
パ浮腫への対応である．乳がんの 5 年相対生存率
は 90％を超えており，術後の長い人生で ADL や
QOL を低下させないために，急性期のリハビリ
テーション治療は重要な役割を持つ．術後のリハ

ビリテーション治療に共通の重要事項として，術
式と侵襲の程度を知っておくことがある．乳がん
については，乳房全切除か部分切除か，リンパ節
郭清をどこまで行ったか確認が必要である．術後
早期には，創部痛が強く，リンパ節郭清に伴う引
きつれ感と運動時の疼痛によって肩関節可動域制
限が生じる．また，リンパ節郭清術後は患側上肢
のリンパ浮腫が生じる.

　訓練内容は，術直後から離床を促し，腰部や頚
部の運動を促し，上肢は遠位から運動を開始す
る．診療ガイドラインでは，乳がん患者に対して,
術後にリハビリテーション治療（肩関節可動域訓
練など）を行うことが推奨されている[5]．また，乳
がん術後の患者に対して，積極的な肩関節可動域
訓練を術後 5〜8 日目から開始することが推奨さ
れている[6]．術後数日間はドレーンが留置されて
おり，ドレーンが抜去された後から積極的に可動
域訓練を行うほうが，ドレーンからの排液を妨げ
ず，創部痛も軽減していることから効果的である.

婦人科領域のがん

　婦人科領域のがんの手術では，様々な術後合併
症が問題となる．特に，悪性腫瘍に対する手術に
よりリンパ節の郭清が行われた場合はリンパ浮腫
が生じることが多く，放置すると徐々に悪化して

外見だけでなく ADL や QOL を著しく低下させることもある（**図2**）．婦人科がん術後では，骨盤内リンパ節のほとんどが切除されるため，両側下肢にリンパ浮腫が生じることがある．

リンパ浮腫への対応

がんに対する急性期のリハビリテーション診療では，リンパ浮腫の予防と早期発見・治療が求められる．創部や上・下肢の視診や触診を毎日行い，状態を評価する必要がある．本人が自覚していなくても，浮腫や蜂窩織炎が生じている可能性があり，発赤や腫脹，熱感を見逃してはならない（**図3**）．また，退院後もスキンケアによる感染予防，弾性着衣などのセルフケアを欠かすとリンパ浮腫の悪化や蜂窩織炎の発症をまねくので，自己中断することなく継続して行ってもらわねばならない．リンパドレナージについても，パンフレットの説明に終始するような一方的な指導ではなく，療法士の前で実際に行ってもらい，正しい方法をフィードバックすることで，患者が退院後のセルフケアを修得できるよう工夫する．

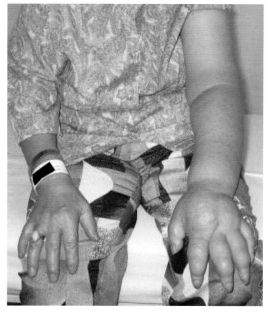

図 3. 乳がん術後の左上肢リンパ浮腫（蜂窩織炎を合併）

文　献

1) Yoshimura N, et al：Prevalence of knee osteoarthritis, lumbar spondylosis, and osteoporosis in Japanese men and women：the research on osteoarthritis/osteoporosis against disability study. *J Bone Miner Metab*, **27**(5)：620-628, 2009.

2) Wang SM, et al：Low back pain during pregnancy：prevalence, risk factors, and outcomes. *Obstet Gynecol*, **104**(1)：65-70, 2004.
　Summary 950 名の妊婦への調査から，69%が腰痛を自覚し，回答者の大多数が睡眠障害や日常生活に支障をきたしていた．妊娠前からの腰痛，生理中や過去の妊娠時の腰痛がリスク因子であった．

3) 日本排尿機能学会/日本泌尿器科学会：CQ1 女性下部尿路症状のリスク因子は何か？．女性下部尿路症状診療ガイドライン 第2版，リッチヒルメディカル，pp.6-9，2019.

4) 日本排尿機能学会/日本泌尿器科学会：CQ9 女性下部尿路症状に対して，どのような行動療法（生活指導・理学療法）が推奨されるか？．女性下部尿路症状診療ガイドライン 第2版，リッチヒルメディカル，p.21，2019.

5) 日本リハビリテーション医学会：がんのリハビリテーション診療ガイドライン改訂員会（編），第6章 乳がん・婦人科がん CQ01 乳がん患者に対して，術後にリハビリテーション治療（肩関節可動域訓練など）を行うことは，行わない場合に比べて推奨されるか？．がんのリハビリテーション診療ガイドライン 第2版，金原出版，pp.94-98，2019.

6) 日本リハビリテーション医学会：がんのリハビリテーション診療ガイドライン改訂員会（編），第6章 乳がん・婦人科がん CQ02 乳がん術後の患者に対して，積極的な肩関節可動域訓練を術後5～8日目から開始することは，術直後から開始する場合に比べて推奨されるか？．がんのリハビリテーション診療ガイドライン 第2版，金原出版，pp.99-102，2019.

FAX による注文・住所変更届け

改定：2015 年 1 月

毎度ご購読いただきましてありがとうございます．

読者の皆様方に小社の本をより確実にお届けさせていただくために，FAX でのご注文・住所変更届けを受けつけております．この機会に是非ご利用ください．

◇ご利用方法

FAX 専用注文書・住所変更届けは，そのまま切り離して FAX 用紙としてご利用ください．また，注文の場合手続き終了後，ご購入商品と郵便振替用紙を同封してお送りいたします．**代金が 5,000 円をこえる場合，代金引換便とさせて頂きます．**その他，申し込み・変更届けの方法は電話，郵便はがきも同様です．

◇代金引換について

本の代金が 5,000 円をこえる場合，代金引換とさせて頂きます．配達員が商品をお届けした際に，現金またはクレジットカード・デビットカードにて代金を配達員にお支払い下さい(本の代金＋消費税＋送料)．(※年間定期購読と同時に 5,000 円をこえるご注文を頂いた場合は代金引換とはなりません．郵便振替用紙を同封して発送いたします．代金後払いという形になります．送料は定期購読を含むご注文の場合は頂きません)

◇年間定期購読のお申し込みについて

年間定期購読は，1 年分を前金で頂いておりますため，代金引換とはなりません．郵便振替用紙を本と同封または別送いたします．送料無料，また何月号からでもお申込み頂けます．

毎年末，次年度定期購読のご案内をお送りいたしますので，定期購読更新のお手間が非常に少なく済みます．

◇住所変更届けについて

年間購読をお申し込みされております方は，その期間中お届け先が変更します際，必ずご連絡下さいますようよろしくお願い致します．

◇取消，変更について

取消，変更につきましては，お早めに FAX，お電話でお知らせ下さい．

返品は，原則として受けつけておりませんが，返品の場合の郵送料はお客様負担とさせていただきます．その際は必ず小社へご連絡ください．

◇ご送本について

ご送本につきましては，ご注文がありましてから約 1 週間前後とみていただきたいと思います．お急ぎの方は，ご注文の際にその旨をご記入ください．至急送らせていただきます．2～3 日でお手元に届くように手配いたします．

◇個人情報の利用目的

お客様から収集させていただいた個人情報，ご注文情報は本サービスを提供する目的(本の発送，ご注文内容の確認，問い合わせに対しての回答等)以外には利用することはございません．

その他，ご不明な点は小社までご連絡ください．

株式会社 全日本病院出版会　〒113-0033 東京都文京区本郷 3-16-4-7 F　電話 03(5689)5989　FAX03(5689)8030　郵便振替口座 00160-9-58753

FAX 専用注文書

5,000 円以上代金引換

ご購入される書籍・雑誌名に○印と冊数をご記入ください

○	書 籍 名	定価	冊数
	輝生会がおくる！リハビリテーションチーム研修テキスト 新刊	￥3,850	
	ポケット判　主訴から引く足のプライマリケアマニュアル 新刊	￥6,380	
	まず知っておきたい！がん治療のお金，医療サービス事典	￥2,200	
	カラーアトラス　爪の診療実践ガイド　改訂第2版	￥7,920	
	明日の足診療シリーズ I 足の変性疾患・後天性変形の診かた	￥9,350	
	運動器臨床解剖学―チーム秋田の「メゾ解剖学」基本講座―	￥5,940	
	ストレスチェック時代の睡眠・生活リズム改善実践マニュアル	￥3,630	
	超実践！がん患者に必要な口腔ケア	￥4,290	
	足関節ねんざ症候群―足くびのねんざを正しく理解する書―	￥5,500	
	読めばわかる！臨床不眠治療―睡眠専門医が伝授する不眠の知識―	￥3,300	
	骨折治療基本手技アトラス―押さえておきたい10のプロジェクト―	￥16,500	
	足育学　外来でみるフットケア・フットヘルスウェア	￥7,700	
	四季を楽しむビジュアル嚥下食レシピ	￥3,960	
	病院と在宅をつなぐ 脳神経内科の摂食嚥下障害―病態理解と専門職の視点―	￥4,950	
	睡眠からみた認知症診療ハンドブック―早期診断と多角的治療アプローチ―	￥3,850	
	肘実践講座　よくわかる野球肘　肘の内側部障害―病態と対応―	￥9,350	
	医療・看護・介護で役立つ嚥下治療エッセンスノート	￥3,630	
	こどものスポーツ外来―親もナットク！このケア・この説明―	￥7,040	
	野球ヒジ診療ハンドブック―肘の診断から治療，検診まで―	￥3,960	
	見逃さない！骨・軟部腫瘍外科画像アトラス	￥6,600	
	肘実践講座　よくわかる野球肘　離断性骨軟骨炎	￥8,250	
	これでわかる！スポーツ損傷超音波診断 肩・肘＋α	￥5,060	
	達人が教える外傷骨折治療	￥8,800	
	ここが聞きたい！スポーツ診療 Q & A	￥6,050	
	最新　義肢装具ハンドブック	￥7,700	
	訪問で行う 摂食・嚥下リハビリテーションのチームアプローチ	￥4,180	

バックナンバー申込（※ 特集タイトルはバックナンバー 一覧をご参照ください）

❀メディカルリハビリテーション(No)

No_____　　No_____　　No_____　　No_____　　No_____
No_____　　No_____　　No_____　　No_____　　No_____

❀オルソペディクス(Vol/No)

Vol/No_____　Vol/No_____　Vol/No_____　Vol/No_____　Vol/No_____

年間定期購読申込

❀メディカルリハビリテーション	No.	から

❀オルソペディクス	Vol.	No.	から

TEL：　（　　　）　　　　　FAX：　（　　　）

ご 住 所	〒		
フリガナ			診療科目
お 名 前		要捺印	

FAX 03-5689-8030 全日本病院出版会行

年　　月　　日

住 所 変 更 届 け

お 名 前	フリガナ	

| お客様番号 | | | | | | | | 毎回お送りしています封筒のお名前の右上に印字されております8ケタの番号をご記入下さい。 |

| 新お届け先 | 〒　　　　　　　都 道
　　　　　　　　　府 県 |

| 新電話番号 | （　　　　　　） |

| 変更日付 | 年　　月　　日より | 月号より |

| 旧お届け先 | 〒 |

※ 年間購読を注文されております雑誌・書籍名に✓を付けて下さい。

- ☐ Monthly Book Orthopaedics （月刊誌）
- ☐ Monthly Book Derma. （月刊誌）
- ☐ 整形外科最小侵襲手術ジャーナル （季刊誌）
- ☐ Monthly Book Medical Rehabilitation （月刊誌）
- ☐ Monthly Book ENTONI （月刊誌）
- ☐ PEPARS （月刊誌）
- ☐ Monthly Book OCULISTA （月刊誌）

Monthly Book Medical Rehabilitation

バックナンバー在庫

2022 年　年間購読のご案内

年間購読料　40,150 円（消費税込）

年間 13 冊発行

（通常号 11 冊・増大号 1 冊・増刊号 1 冊）

送料無料でお届けいたします！

各号の詳細は弊社ホームページでご覧いただけます.
☞www.zenniti.com/

※各号定価 2,750 円（本体 2,500 円＋税）（増刊・増大号を除く）

編集主幹：宮野佐年　医療法人財団健貢会総合東京病院
　　　　　　　　　リハビリテーション科センター長
　　　　　水間正澄　医療法人社団輝生会理事長
　　　　　　　　　昭和大学名誉教授

No.275　編集企画：
浅見　豊子　佐賀大学医学部附属病院診療教授

Monthly Book Medical Rehabilitation　No.275

2022 年 6 月 15 日発行（毎月 1 回 15 日発行）
定価は表紙に表示してあります．
Printed in Japan

発行者　　末　定　広　光
発行所　　株式会社　全日本病院出版会
〒 113-0033　東京都文京区本郷 3 丁目 16 番 4 号 7 階
　　　　　電話　（03）5689-5989　Fax（03）5689-8030
　　　　　郵便振替口座　00160-9-58753

印刷・製本　三報社印刷株式会社　　　電話（03）3637-0005
広告取扱店　 ㈱日本医学広告社　　　 電話（03）5226-2791

© ZEN・NIHONBYOIN・SHUPPANKAI, 2022